癌症疗愈录

肿瘤门诊叙事纪实

主审
何裕民

主编
李厚光

副主编
金泉克　杨　涛

编委
李颖菲　陈秋月　孙娜娜　王东径
逄晓娟　顾　艳　万启晶　乌　兰

策划
刘延军

 湖南科学技术出版社 · 长沙

序

何裕民

上海中医药大学教授，博士生导师
中华医学会心身医学分会前任会长
中国健诺思医学研究院创始人

我对叙事的关注，始自心理学。

48 年前（1975 年）的那个特殊年代，我的大学梦阴差阳错地被指定学习医学，而且是没有丝毫感觉的中医学（对此，曾在《爱上中医》书中提及）。我原本对理 / 工科很感兴趣，对医学兴味索然。可在那个特殊年代，我并没有选择的自由及权利。恢复高考时（1977 年），我提出重新报考，再行选择，一心想逃离中医，但被学校的工宣队主管骂了一通，只能作罢。恢复研究生考试（1978 年），我大学还没毕业，考取了西医院校研究生，却非让我调剂回中医院校。我内心很不服，不假思索地放弃了。也许，首届研究生考成功而放弃者，全国就我一人。须知，当时报考研究生之难，平均几十人录取一人，可谓是独木桥！

很快就本科毕业了，且被指定留校任教。既然只能干中医，我就开始思考找寻兴趣点。插队落户时闲暇无事，看了不少杂书，哲学、文学、医学、心理学，均有涉猎。那时注意到中西医学研究的对象都是"人"，朦胧中感到西医对"人"不够看重，遂萌生研究"人"的兴趣，希望通过对"人"的关注，找到中西医交融的切入点。

当时社会上中西医对立并不明显，较为和谐。要关注人，最好的切入点就是心理。20 世纪 70 年代末整个社会刚刚开放，对心理问题并不重视。故读研究生聚焦研究课题时，导师裘沛然教授给我定的是研究特异功能（当时人体科学热），我婉拒了，选择了心理情绪与疾病关系的研究。这开始了我从心理角度介入医学的努力，也让笔者在中国心身医学发展过程中出了点微薄助推之力。

临床中，笔者注意到要治好人的病，首先要了解他是怎样的人，这也是中医学传统。然而，"怎样的人"并没有明确的界定，也没有其鲜明的物理学／生物学特征，只能从个性、心理、行为、举止及应对方式等多方面着手。那些，只能是现象学（或曰唯象）层面，没客观标准，也没有公认的评价及相应的理论体系。很大程度只是凭借生活经验及阅历，但这不等于说它不重要。相反，"**知道他是谁，比知道他生了什么病更重要！**"越来越强烈地成为我的临床座右铭。

一切都在朦胧中孕育着，意识和兴趣，却并不清晰。

1998 年，我诊疗了一位特殊患者，医患交往过程中收获颇多，我猛然开窍，以此形成了清晰的思路与方法。该患者叫水谷照彦，是日本大阪八尾市议员，精于模具加工的企业家、社长（类似中国的董事长），在日本模具加工界颇有影响。他得了晚期胰腺癌伴胃转移，胃内还有原发性腺癌病灶，被日本当地（东京和大阪）医生直截了当地判为没治疗价值了，一致认定仅剩 3 个月寿限，但他自我症状感觉不明显，于心不甘。当时他有亲属在北京中医药大学读书，建议他来中国试试，并向他推荐了我。九月下旬，他通过多种途径找到了我。

初见水谷照彦先生时他六十多岁，一脸阴沉、严肃，不苟言笑，整个诊疗过程只是一问一答，没有多余的一句话。我看检查报告，胃镜提示有两个病灶：一个是原发灶；一个是外壁顶上来的，可能和胃壁外的胰头肿块有关。活检提示后一个病灶是胰腺癌来源的。胰腺癌的特异指标糖类抗原 19-9（CA19-9）高达 1200 多，可见，胰腺癌的诊断非常明确。细细询问，他从不喝酒、不抽烟，没暴饮暴食史，也从无胃痛病史，与教科书描写的没有相同之处。唯一的特点是他性格特别沉闷，言语相当理性。当时我已有数十例胰腺癌康复的治疗经验，遂好言相劝，提醒他短期内（半年内）别太注意该指标。因为经验告诉我指标短期内只会上升，建议他隔三岔五找我会诊一下。他应允了，几乎每三周从大阪飞上海一次。

水谷照彦先生的严谨较真，可举一例说明：他第二次取药就提示我，开完剂量即可，无须分别打包。他自己根据处方剂量，用天平秤一味味称重后再分别包装（中国的药房大家知道，分药都是凭经验）。而且，煎煮时旁边放置定时器，喝药时间也严格按照医嘱规定时间。可以说他是我见过的几万名患者中最严谨、最遵医嘱者，这也许是日本人个性使然，也许是他模具精加工的工作特征使然。总之，在水谷照彦先生身上，我理解了什么叫一丝不苟的工匠精神。

三四次后，CA19-9 指标还在上升，升到了 4 000 多，他依然 3 周一次来就诊。过了元旦，他又来复诊，这次 CA19-9 已不再上升了，他似乎话多了起来。那年的春节是二月中旬。春节前几天他又来了，兴冲冲地。原来这次在日本做的 CA19-9 指标没上升，反倒下降了，所以他有了笑容。我建议他别急忙回去，到上海华东医院再做一次，同时做个胰腺 B 超和胃镜。他在银河宾馆住下了，几天后结果出来，约我在银河宾馆再次会诊，房内有六七个人。我看着几份报告，CA19-9 指标进一步下降，且幅度颇大；胰腺肿块没长大。两次胃镜照片比较，原发胃癌灶消失了，转移灶也变平坦了。

看着这些，我颇兴奋，说了句很有技巧的话："社长，你安全了……"没想到此话一出，素来不苟言笑、严肃寡言的他，居然"哇"的一声大哭起来，弄得在场者很是尴尬。几分钟后，他停住了，擦着泪，轻声且谦卑地说："抱歉抱歉，我失态了，我失态了。"通过翻译，他告诉我：这些天，他天天在算，扳着手指数数字，日本医生说他只有3个月寿限，而4个多月后的140天，中国医生却告诉他安全了，故控制不住，失态了。其实，是强压抑着的那个情结爆发了，释放了。此后，借助翻译，我们成了无话不谈的好友。2000年末，他在上海嘉定投资的模具项目也正式启动了，我还被邀请参加了颇为隆重的启动仪式。

此后，水谷照彦先生还邀请我去了大阪，参观他的企业，并带我在日本四处参观。交流中得知他确实没有易被胰腺癌盯上的任何坏习惯，也没有家族史，只是这些年压力特别大，拼命工作。须知20世纪90年代末正好是日本经济大萧条时期，公路边上到处挂着"壳"（日语中"卖"字）的大幅招牌。他经营的模具株式会社面临市场危机，陷入困境，几百员工要失业，他是顶梁柱，经营压力特别大……三四年时间没放松过一天。加上本身做事特别顶真，一板一眼，不知不觉中被这个病盯上了。

此后，借助交流叙事，类似案例我遭遇了很多。遂在2004年前后接受媒体记者采访时，提出难以排遣的压力等也常是许多癌（尤其是胰腺、乳腺、卵巢等与内分泌密切相关的癌）的触发因素，因为临床很常见。可惜眼里只有生物模式的主流医学，对此视而不见。

水谷照彦先生邀请我去日本之际，他亲自陪同观看游玩多地，精神抖擞。不再像以前那样，只知闷头工作，而是经常打高尔夫球、开私家游艇出海。总之，他康复得很好。自从他在银河宾馆失声痛哭后，所有认识他的人都说"社长变了"。他完全变成另一个人——话多了，笑声多了，笑脸多了，以至于其合资企业的中国员工私下悄悄地谢我，说社长及日本主管对他们的态度也明显温和友善多了。从心理学角度来说，他郁闷日久的情结一旦释放，即可获得超常正能量。

早期的癌症教科书总是说胰腺癌有几大危险因素，但在对

4 000多例该病患者诊疗中，我们觉察到许多可能的危险因素被忽略了。该案例强烈提示：胰腺癌除与膏粱厚味（饮食）、烟酒、基因（那时基因概念并不强烈）、慢性胰腺炎反复发作等有关外，还存在着一些潜在的关联因素。如难以排遣的压力、性格及胆道慢性炎症等（后者多见于女性）。故，除生物等因素外，还需了解患者的其他方面。作为一个完整人的患者，多方面把握患者的特点，才能更好地了解他、治疗他、指导他。这些，都需通过临床叙事——聊天、交谈，所以本人很早就形成习惯，所有新患者，初诊都会花20~30分钟，了解他的职业、习惯、兴趣爱好、长期生活地等看似无关的信息，借助交谈，知晓其生活特点、应对方式、个性特征等。其实，这些就是叙事。那时代（20世纪末）西方叙事心理学方兴未艾，炙手可热。凭直觉，我感到这方法完全可借用于肿瘤诊疗，肿瘤叙事意识就在朦胧中萌生了。

对临床医生来说，肿瘤叙事不仅仅是增加人文色彩，拉近医患关系，令医学变得可亲、可爱而有温度、厚度，还能帮助医学更好地"复原真相"[1]。这一点的重要性，无论如何强调都不为过。

换个角度，中医临床没法了解，或不关注患者及其癌瘤等的基因靶点、分子式等生物学特征，但却特别注重了解患者作为完整的人，他的生活方式、喜怒哀乐、情感特点、生活经历、应对模式等。了解这些，对于完整地把握患者作为人的具体特征至关重要。只有同时兼顾这些，才能更全面、更立体地知晓患者特点，完善对他的特征之认识。这些方面，中西医完全可以有机互补。

笔者曾在《医学与哲学》上撰文提出："叙事医学的本质属性在于"努力复原临床'真相'。"受邀为《叙事医学》创刊号撰写论文时也提出："叙事医学不仅是增加人文素养，还有助于全

1　何裕民.叙事医学"要旨"之追问：努力"复原真相"？[J].医学与哲学（A），2018，39（5）：10-14.

面探求临床真相。"这些，对整个治疗、诊断和康复指导都很有价值。

本书是作为肿瘤叙事的一种全新尝试。笔者自以为是位标准理工男，文学感悟方面略显笨拙，只会干巴巴地平铺直叙，在觉察人的细微情感起伏方面似显不足。这在医学临床中并不会制约观察、体验及诊疗，但要感悟细节，挖掘内心变迁，形成感人文章，自叹不如。

机缘巧合，李厚光是位高级教师，文学功底深厚，省城语文学科带头人，曾荣获全国教师语言文字基本功大赛一等奖，所教学科"工具性"和"人文性"的双重属性，让他越来越关注文字、文学和文化之间的关系。穿越并采风数十个民族、民风、民俗后的他，尤其希望教师和医生"联姻"，把医、文、哲打通，使其互动关系愈发深刻。李老师接触肿瘤患者后非常强烈想反映他们的内心波澜，遂和我形成了一个有趣的组合。我们将有故事且愿意表达的患友，由李老师采访，深挖他们身上的故事细节，发掘出来供各位涵泳参考。

本书是医学人文叙事的大胆尝试，是患者、文学家、医生和健康呵护者之间互动的尝试，其内容是真实的，其形式是全新的。相信这或许能给予我们更多的教益，各方面可以各得其所。这也是医学、文学、心理学、哲学多门学科有机整合的一大创举。

刘延军先生是关注健康的媒体人、本书的策划人。书中患者诊疗过程及全程追踪关爱有许多参与者，其中部分成为本书副主编及编者等，特此补充说明。

鉴于上述所述，欣然为序。

前 言

李厚光

江苏常州、浙江杭州两地骨干教师

2022 年 8 月 27 日，杭州市上城区平海路 12 号何裕民名医工作室来了一位患者，他坐在轮椅上，整个身子瘫在扶手左侧，弯成了一根"S"形的"枯黄稻草"。因为背对着我，看起来用手掌便可以握住他的腰围。从推进诊室，到推出诊室，约一小时光景，他没有说一句话。

全程都是一位中年男人在主诉，脸庞黝黑而略显疲惫，眼神有些凄苦却没有仇怨；衣着朴素却很干净，个头不大却筋骨有力。推着轮椅，步履匆匆。遇到楼梯，便连同人和轮椅一起抱起，上上下下，动作娴熟。

后来得知，他姓翁，杭州某区政法系统公务员。轮椅上坐着的是他儿子，30 岁，2019 年刚刚通过司法公考，笔试面试均以第一的成绩，与父亲成为同事。

可在入职体检中，被查出患有肾癌，2019 年 10 月手术后，免疫加靶向治疗至今。

这让我不禁想到了自己的儿子。儿子 2021 年 7 月准备考公，到 2022 年 7 月笔试成绩发榜，整整一年。孩子为了获取优质的培训资源，和同学合租住在南京江宁区的老旧安置小区。为了省电，和室友挤一张 1.5 米宽的床。整整一年，没有时间有压力，不长肉肉长痘痘。结局还算美好，可是我目睹了整个过程的艰辛。

小翁能从千军万马的考公队伍中上岸，必有非凡的毅力和智力，背后也必然付出了常人难以忍耐的持久力，可是，还没上岗，却被迫下岗。

更让我心痛的是，2022年11月11日，其父告诉我，小翁走了。

一连多日，我都感到窒息。

多么优秀又年轻的孩子，为什么天妒英才？

如果阴阳相通，我多想问问他：

为什么看诊时你一言不发？你是没有体力，还是没有信心？是对自己没有信心，还是对医学没有信心？看诊、化疗的过程，你痛苦吗？是痛得懒得说出来，还是怕没有听众？现在说给我——一个略懂医学、深谙教育学的听众，好吗？你走得那么安静，这个世界上就没有你留恋的人吗？如果有，是谁？我来转告他……

可惜，死亡是一条单行线，不能折返。患病死去的人无不痛苦，可又不能诉说痛苦；活着的人，想替他们诉说，可没有体验，就没有资格来诉说。

于是，我想到了：患者口述，我来笔述。

不是记录他们的不幸，而是让他们获得更多的理解。诚如财经作家叶檀2023年4月24日在某平台所言：疾病不该带来羞耻，而应带来爱。

倘若可以，第一人称的医学叙事，使得患者有机会回忆起死回生的应验、体验和经验，描绘出一个死亡境遇的拼图，拼图里暗含着一条逃离死亡的曲折出口，刻画出一条真实的孑然之旅。

于患者而言，他们的恐惧、哀怨、绝望、呻吟、挣扎、沮丧、悲伤、妥协、征服可以得到更多的见证与抚慰。可以触摸到当今医学的温度，从而理性看待病情，赋能抗病动力。

于医者而言，可以赋予疾病除了生物医学的意义之外，还有"生物－心理－社会医学"的意义，能够确立"以人为中心，而非以疾病为中心"的医者视角。

于读者而言，可以阅尽人间百态，体味人生疾苦，看惯生老病死，洞察人本性情。

日本的稻盛和夫，初中时就染上了肺结核，当时肺结核是不治之症。他的两位叔父、一位叔母都因肺结核而去世，所以小时候的他情绪极度低落，躺在病床上十分绝望。这时候，邻居家的大婶看他可怜，借给他一本书，是长生之家的创始人谷口雅春写的《生命的实相》，其中有这么一句："在我们的心中，有吸引灾难的磁石，我们生病，是因为我们有一颗吸引病菌的脆弱的心。"一下子点醒了稻盛和夫。

心相，就是心态，心的样相。

人生中遭遇的一切事情，都是由自己的内心的磁石吸引而来。疾病也不例外，一切都不过是自己的心相在现实中原封不动地投影而已。

陶艺家以材料为语言去表达观念、表达审美、表达新的"发现"。在创作过程中，心相与物相由此关联起来，物相由语言的共识、思维的逻辑、情感的共鸣等达到"语言"的交流。作品，是对心相的物化呈现。

本人生活的城市，有家隐逸于灵隐寺山谷竹林之间的奢华酒店，托借传统山村的形态完成文人的意向，书写对尘外之致的追求与向往。酒店，乃是隐逸文化心相的呈现。

可见，物相便是心相；病，就是心的投影。

过去的一年，我利用所有的节假日，采访了华西、华北、华东地区的数十位肿瘤康复患者，受访中，他们无不露胆披诚、推心置腹；他们的口述不仅用口，还用情、用力、用慧、用心。

读这些文字，听这些声音，也许你会发现：人的命运绝不是天定的，即便是智者，幸与不幸，低谷与高峰，毫无例外，皆由心相招致。

通俗点，就是"想什么，有什么"，所谓"心想事成"。

于是，我把他们的口述整理成文字，这叫——患者自述；

在口述的过程中，他们或落泪，或怅然，或悲戚，或惊骇……他们的情感起伏线，我总能链接到文学作品中的那些事、那些人、那些物，感怀之余，记录下来，这叫——编者感思；

毕竟，这不是故事书，还是希冀能给相同病情的病友带来一些教益，遂请上海民生中医团队对每一个案例，进行了"由案到类"的病情概括，这叫——癌情概述；

最终，还是希望能够还原患者、医者互动的全程真相，特请所有康复病例的诊治医生——上海中医药大学何裕民教授，对"病、人、病人、人病"进行论述，这叫——医者点评。

患者自述（或代诉）—医者点评—编者感思—癌情概述，便组成了这本书的体例结构。

于是，给书起名曰《癌症疗愈录——肿瘤门诊叙事纪实》。

我是教师，我是语文教师。我想用文学、哲学与医学交织，希望实现当今医学人文从观察视域到体验视域，从生物科学视域到人性视域，从疾病关注到生命关怀，从信息知识技术交流到情感交融、意志交融的身心整体互动。

樊代明院士说：文学和医学是相通的，都是研究人类。医学从科学角度研究，文学从社会学角度研究。

2022中国肿瘤学大会上，大会主席、院士、主委、专家认知相同：语言到不了的地方，文字可以；灵魂到不了的地方，音乐可以；医学科学到不了的地方，文学或其他的艺术形式也许可以。

那，就让本书试试吧！

目 录

癌王练成的密码

——差点死4次的胰腺癌患者

甘先生

年龄：71岁

职业：公务员　　地区：华北某省会

叙事要点：晚期胰腺癌患者，术后放弃化疗，康复8年。

患者自述

这样的男人，你身边有吗？

身为北方人，本人不抽烟不喝酒；身为北方人，本人饮食非常清淡；年轻时，心胸豁达，乐于助人；中年时，自爱自律，坚持运动，居住 20 楼，我基本不乘坐电梯；在某省纪委工作过十几年，不仅分文不贪，还抓了不少贪官。

可是……

我被判死刑了

因为连续几年越来越瘦，2014 年春节过后，我主动到省中医院去检查，诉说左上腹部有牵拉感，不舒服，但不疼。

医生按了按，说，没事。

开了 3 周汤药，吃了，不见好。我直觉，坏了。主动要求查肿瘤标志物，结果肿瘤标志物 12 项全都正常，血糖也正常。B 超一开始也没问题，后来我让医生仔细检查左上腹脾脏胰腺这块。

医生说，不好，有一疙瘩。

我知道肯定不是好东西，因为如果是良性的，就不会持续消瘦、低热、不思茶饭。就直接去了省肿瘤医院，医生说，是胰腺癌，没有治疗价值，放化疗也不敏感。

儿子去问北京的医生："我爸还能活多久？"北京的医生答：3~6个月。

换个思维，换条路

儿子没有瞒我，听后，我立刻想到：我是中国人，西医这样看，也不能说西医抛弃我，外科不给弄了，一般就会转内科放化疗。西医不给弄了，我何不尝试一下中医？

西医这个方向，暂停。

因为单位一直订有《健康报》，之前就关注过国内医学领域的各位专家，那一刻，我立马想到了一位教授，就在网上进一步搜了很多关于这位教授的资料。但他的门诊号特别难挂，已经预约排到4个月后了，等4个月，等得起吗？恐怕我都不在了。好在妹妹的发小想办法提前预约到了何教授的门诊号。

2014年4月18日，我去上海看了何教授门诊。教授说："老甘啊，你还有一拼，原发就在胰腺上，没有转移出去。"

何教授马上写了个便条，让我去找上海某医院某医生。在那里做正电子发射体层成像（PET）检查，结果显示癌细胞广泛地侵犯，不仅仅是胰腺，脾脏和肠都有累及。

何教授建议我先西医手术治疗，我就去了上海某医院。

身上割下7斤（3.5千克）饺子馅儿

手术医生的第一助理对我说："老甘，你手术难度不是特别大，位置在胰体尾。但因粘连的东西太多，所以比较险。保证你不会死在手术台上，但是能不能活着出去，我们团队心理也没底儿，因为你太瘦了。"［我身高173厘米，当时不到110斤（55千克）。］

何教授也说："老甘，你只要在上海找一流专家给你做，手术本身没问题，但你能不能活着出院，就看你的造化。"

手术那天的早上做肠镜，肠镜过去不了，因为肿瘤块太大了。在我的鼓励下，那位女医生，铆足了劲儿，终于将肠镜插过去了。

手术做了将近九小时，算是比较顺利。

胰腺切了百分之七八十，胃切了三分之二，食管切了一段，左肾上腺也摘了。这标本有多大呢？长 28 厘米，宽 18 厘米，厚 10 厘米，六七斤（3~3.5 千克）重。当然，不全是肿瘤，还包括一部分脏器。

无法想象这些标本放在一起的壮观景象，爱吃饺子的我，就打了个比方，如果剁成饺子馅儿，和芹菜掺和掺和，大概一大盆吧！

萎缩后小一号的我

我是低分化癌，属于高度恶性，同时脉管内可见癌栓。可喜的是摘除的 13 个淋巴结中没有癌细胞，庆幸多年以来的长期锻炼，它们像守城将士一样给我死死围住。值得欣慰的是，在胰腺癌大类当中，我属于神经内分泌癌，转移复发率比腺体癌要低。想到苹果创始人乔布斯也和我一个类型，瞬间还找到了一点"英雄所病略同"的安慰。

遗憾的是，发现太晚，周围被侵犯的领域太多。

手术期间，第一主刀医生征求家属的意见，要求把胃、食管、十二指肠全部切除。儿子没同意，央求医生，无论如何要给我留点胃。

胃全切，是死不了的。可是，胰腺、脾脏、肠子和胃同时切掉，估计就 over 了。北京军区总医院主任医师、"白求恩奖章"获得者华益慰先生便是这种情况。

术后 10 天，滴水不进，因为伤口会出现渗漏，胰腺除了分泌胰岛素，还分泌消化液和胃蛋白淀粉酶。渗出的消化液又会对脏器侵蚀，伤口很难愈合，这是胰腺癌患者术后最麻烦的一件事。但我恢复得非常快，15 天就出院了，出院体重 48 千克，耳朵也由 8 厘米萎缩到 7 厘米。

把命交给谁？

一个半月后复查，西医让我化疗，单子都开出来了。我问医生："需化疗几次？"答："应该 8 次，一个半月一次，先化疗两年再说。"

我说让我考虑考虑，回来立刻查阅了欧美国家和日本等专家组的论文资料，发现胰腺癌最大的样本仅有几十人，疗效并不好，最多能延长两三个月，副作用也很大。又托人问了广州的专家，说是益处不好说，害处肯定有；北京的专家说，不化疗能否活着都不好说，化疗肯定很快就完了；何教授说：不敏感，不宜化疗，建议先中医药调控，同时严密观察。

我分析并断然决定：婉拒化疗。

2015 年复查，专家团队依然让我化疗，我再次婉拒。

幸好，我只死了 4 次

倒叙到术前 2014 年的 4 月 18 日，那次咨询后我就已经开始吃何教授的汤药，术后一个半月以后，继续服汤药，至今已是第九个年头。

手术，我必须感谢上海某医院，把我抢救过来，虽然有诸多手术后遗症，但不代表技术不好，那是人脏器受损后的本能。

术后，西医的化疗、放疗、靶向、免疫……一个都没用，除了用胰酶补充剂和抑酸药之外，算是彻底告别了西医。

还要感谢肿瘤康复气功，2015 年 8 月 10 日到现在，我用行功步态已累计走了 1.5 万千米。我曾赋诗：

两道长城当好汉，三攻险隘克难关。

相当于从山海关徒步到海南岛，再从三亚返回秦皇岛，一个来回。

更感谢何教授的中药，中医治疗＋练功＋对其他病友提供心理支持，我，活到了现在。

回首治病历程，假如第一次我听了中医院的"没事"意见，耽误两个月，就死了第一回了；假如听了省肿瘤医院"没有治疗价值"的意见，我死了第二回了；如果听了上海某院"化疗"的意见，就死了第三回了；**如果不看中医，我死了第四回了，因为依我这种近乎全切的情况，不可能不转移复发。**

你在云层之上，还是云层之下？

人人都怕死，像我这种不怕死的人就有点另类。忧思、悲恐是人的正常情绪，但是我都没有，我曾赋诗：

佳音自诩笔端传，品药如茶苦后甘；

云水襟怀新日月，盈亏起落总怡然。

佳音自诩笔端传：不是我自己盲目乐观，我是问了各处的专家还有何教授，查阅了上千癌症病友的事迹以后，给自己的一个回音。

品药如茶苦后甘：喝何教授的中药，像品茶一样，苦尽甘来。

云水襟怀新日月：坐飞机时，云层之上阳光灿烂，云层之下雷雨飘扬。有了高度，看到的是一片光明。眼睛得看星辰大海，又能脚踏实地，就不会把那思想停止到点上，就不会想不开。否则只能像蜗牛一样"烂泥塘里翻筋斗"。

盈亏起落总怡然：一个人要做到心态好，而不仅仅是心情好。

心态好，气度、格局、精神面貌就会好。肿瘤患者，1/3 是被自己吓死的；1/3 是过度治疗而死的，还有 1/3 是无法治疗而死的。

《这里的黎明静悄悄》中的花季少女嘉莉娅，在孤儿院长大，没有父母。战争爆发时，同伴都入伍了。于是，她也编造了一个父母牺牲的谎言入伍，最后，因为见到索尼亚的惨死而无法抑制住恐惧，在大声尖叫时被德军发现并被打死。

所以，美国总统罗斯福说："比恐惧更可怕的就是恐惧本身。"

遂，又跟进一首：

自谱心声奏乐章，风吹浪打更昂扬。

狂飙化作凌云曲，快慰亲朋喜一场。

偏见比无知更可怕

患病，最怕的是错误认知。每个人都会有偏差，偏差不大，纠正过来即可。可，偏见比无知离真理更远。很多患者，对癌症就有很多偏见。很多医者对癌症也有偏见，尤其是医生当中的西医，西医当中的中青年医生，他们抗拒中医。不止一个西医问我是否吃中药了，我如实回答，他们都是一个意见：把中药停了。很多西医的大家、院士，如樊代明、吴孟超、徐克成等，反而会推荐中医的治疗，或主张中西医结合。

逃生是有窗口的

我曾赋诗：

从善如流短变长，囿于偏见困牢房；

打开枷锁求生路，脱险抢抓机会窗。

攻无不克属谦恭，请教群贤智慧生。

老马识途参北斗，逢春枯木趁东风。

赠友玫瑰我亦香，助人为乐寿而康。

拈花一笑回春手，自在观音却病方。

从善如流短变长：虚心地、辩证地接受别人的意见，就可以把短处变成长处。短处变成长处了，病不就好了？生命不就延长了？

囿于偏见困牢房：没有解放思想，哪有改革开放？很多病友自己就把自己困住了，他们始终没弄明白，最大的敌人不是病，而是自己。

打开枷锁求生路：枷锁要打开，就要砸掉脚镣手铐。

脱险抢抓机会窗：虽然癌症只是慢性病，但是脱险是有机会窗口的。假如我没有手术，可能一两个月之内就完了，胃出血或者全梗。假如没去找何教授，假如他没有积极建议我手术，我再等一两个月也完了。反过来呢？如果我手术，一个半月之后不马上服中药，而是一年以后再吃可不可以？那肯定就复发了。因为癌症最容易转移复发，就在手术一年之内。

小心出院以后

肿瘤患者都有"过三关"的说法。

第一关是结束西医治疗后的第一年，是险关；第三年叫要关，第五年是大关，这才能达到医学所说的临床治愈。临床治愈跟 5 年生存率不是一回事，5 年生存率是确诊了癌症以后，不停地转移复发，不停地治疗，但还活着。临床治愈是指在结束了手术、放化疗、免疫、靶向等所有的抗癌治疗停了以后，又健康地活了 5 年。

因此，在时间节点上，如果不及时正确地采取必要的措施，当然不仅仅是医疗措施，特别要包括非医疗措施，如：我们的心态、饮食起居……就有可能手术成功，放化疗成功，靶向也成功，却在康复期转移复发。西医有个说法，去世的癌症患者85%是在医院治疗之外，真正在西医抗癌治疗中死在医院里的只有15%。

试着爱"癌"吧

我患病第二年（2015年）复查时，碰到一女性病友，肺癌晚期，不能手术。她已经活过5年了，我很好奇，便与之为友，探究秘方。发现：她不叫"癌"，而叫"爱"，等于宝贝。她经常拍着自己的胸腔跟它叨叨："宝贝儿，你别给我捣蛋，你把我弄死了，你也活不住，我们一块儿好好活着吧。"

听了这话，我笑了，含泪地微笑！正气存内，才能邪不可干。

癌细胞如果离开患者，还能生存吗？

何教授说：癌症不是我们的敌人，它是我们的孩子，是我们的身体把它哺育出来的，孩子没教好，那不是我们的责任吗？从抗癌到控癌，便是何教授给我的启发。

我曾感怀：

> 处处生机满眼春，天天新我长精神。
>
> 传经病友及时雨，指路良医救病恩。

为啥不是治病良医，而是指路良医？

一般医生只是某个阶段的医生，医患关系只是一时的。而何教授像一盏灯一样，把患者当亲人，不仅救人，还救心，给的是整体治疗和康复方案，是一辈子的。

有精湛的医术，有感同身受的心，这不就是"大医精诚"吗？

价值百万的128个字

虽然病情不可复制，经验不可搬迁，可研读了上千个病例，拜读了百余部专著之后，还是想给广大病友留点什么，遂有如下"术后康复方略"，共128个字：

心身兼修，调神为先；医患相得，自救为主；
中西结合，以人为本；攻养并济，以养为基；
动静相宜，张弛有度；药借功威，功借药力；
釜底抽薪，化解病机；激发潜能，正气来复。

博观约取，从善如流，知行合一，持之以恒。
道法自然，因势利导，知己知彼，奇正用兵。
战胜自我，救助他人，剑胆琴心，吟啸徐行。
艰难困苦，玉汝于成，古稀击掌，耄耋重逢。

医者点评

....

我至今清晰地记得甘先生求诊那天的情景，清瘦的他，一坐下来便直奔主题："我是胰腺癌晚期，专从S城赶来的，H省某院（当地最权威的肿瘤专科医院）拒绝我了，北京医院也认为我没有治疗意义了，几经周折，专程来上海找你求助了。"诉说中略带焦虑，却十分冷静镇定，条理清晰。

一号脉，觉察他是个非常冷静、沉着、理性的人。在他诉说完病情和症状后，我仔细查看了他带来的CT增强片。只见他胰尾特别膨大肿胀，与脾及左肾有点粘连，但胰头及肝区等结构清晰，细一询问，平素生活方式良好，无烟酒、大肉等嗜好，细细察之，或许还可以争取一下手术。遂建议他不妨找找上海的外科医生试试，走另一条路。

此后情形甘先生在上文中已有很详细地描述。我俩因诊疗接触，先后往来不下 30 次，通过诊疗及日常叙事交往，相互已十分了解与熟悉。他是个很理性的人，一旦认准了便执着执行，一丝不苟，坚定不移。据我们观察，这个性格本即属于神经内分泌好发类型[1]。据我们对临床上千例神经内分泌患者的观察（大半属于胰腺，也有生于其他部位的），的确，执着认真，一丝不苟，有时近乎自我较劲、好纠结等属此类癌患者背景性的个性特点，这既是优点，又是缺点，全看怎么转化。

人们常说"性格决定命运"，我们则说"性格有时还决定病变的病理类型"。了解这些，对诊断和治疗，包括指导他们的康复都大有帮助。而这些，则需要在临诊的医患交互"叙事"及互动中实现。

老甘一步一步理性地走出来。每一步他都会理性地分析得很透彻，遂坚定地、百折不回地走下去。有几次我巡诊 S 城，他总是 10 点后完成了例行锻炼，满脸通红地赶过来，风雨无阻，从容不迫。而且，从不见他发怒及情绪大起大落，由于他康复得不错，当地及附近相似的晚期癌症患者常常会慕名咨询他，向他反复请教，他总是不厌其烦地解释、指导、劝慰。诚如他自己诗中所言：

> 处处生机满眼春，天天新我长精神。
>
> 传经病友及时雨，指路良医救病恩。

1　在我们看来，个性特点背后有神经系统功能特征支撑着，是不是两者间存在着关联性，有待实验研究证实。

这些年来，他自我约定每年自购相当数量的癌症康复新著，送给新的患者，以指导他们更好地康复，这已坚持多年。他成为名副其实的"指路良医"，而且是以过来人的身份，是当地患友们企盼的"传经病友"之"及时雨"。

爱本身是力量，既可激励自我更好康复而成就自己，又可帮助他人，携手共同走向寿域。

编者感思

中西医之间的切换，甘先生在用哲学思维；

长短句之间的贯穿，甘先生在用文学道来娓娓；

化疗不化疗的判断，甘先生在用科学替代愚昧；

生与死看得浓与淡，甘先生在用心理学自黑。

有了理念，所以实践：

鼓励医生铆足劲，练功步态一万五千千米。

看他的小标题：

高度看风景，偏见更可怕。

逃生需窗口，试着爱癌吧……

一个人的情怀格局有多大，他的举意就有多大，他能承受的委屈就有多大，对待是非曲直的理解张力也就有多大！

不知甘先生是否有过军旅生涯，总觉得他像一位军事家；也不知诗文是否能够互文，总想借用伟人的这首诗送给他：

红军不怕远征难，万水千山只等闲。

五岭逶迤腾细浪，乌蒙磅礴走泥丸。

金沙水拍云崖暖，大渡桥横铁索寒。

更喜岷山千里雪，三军过后尽开颜。

以此，聊表崇敬！

癌情概述

··

近年来，胰腺癌新近晋升为"癌中之王"。其手术后 5 年生存率仅 9%~11%，而能手术者占患者总人数的 10% 左右。随着生活水平的提高和人口老龄化，中国胰腺癌发病率逐步攀升。胰腺癌中约 90% 为胰腺导管腺癌，其中半数以上发生于胰头部，其次是胰体尾部。目前，手术根治是胰腺癌治愈的唯一机会，但因早期诊断困难，大部分患者就诊时已处于中晚期，故失去手术根治的机会。而药物治疗一线方案以化疗和靶向药为主，联合免疫治疗也可改善一些实体瘤的预后。

我们接诊的 4 000 余例胰腺癌患者，很多人走了出来，康复得很好；也有人"走了"。基于此，我们总结了不少行之有效的方法。如一批博士生对我们前期临床进行系统研究，发表论文指出，中西医结合治疗胰腺癌，1 年、3 年、5 年生存率分别可达 57.95%、18.22%、6.98%，其效果远超任何一种单一疗法。此外，控制饮食、调控情绪、释放精神压力，减轻胰腺负担，避免腹部受凉等，都对本病的康复十分关键。

此例患者是神经内分泌类型的，在胰腺癌中属少数，不到 10%，众所周知的科技狂人乔布斯，患的就是这一类型。它对化疗及放疗等基本无反应，一般发展较慢，但比较棘手。不少此类患者，借助综合治疗，康复不错，甘先生就是典型案例之一。

远方始于附近

——延迟的决定让胰腺癌患者康复17年

谢先生

年龄：72岁

职业：乡镇机关公务员　　地区：江苏靖江

叙事要点：左右为难中推迟手术决定让胰腺癌患者健康生活17年。

患者自述

我得了医生没见过的病

2006 年 4 月，我上腹部感觉胀痛难受。助消化类的药物健胃消食片、吗丁啉（多潘立酮）……抑制胃酸分泌类的药物胃舒平（复方氢氧化铝）、西咪替丁、奥美拉唑……保护胃黏膜类的药物生胃酮（甘珀酸）、硫糖铝、思密达（双八面体蒙脱石）……我都吃了一遍，一个多月过去了，还是不见好转。

到 5 月下旬，又开始连续腹泻，体重从 140 多斤（70 多千克）急剧下降到 120 斤（60 千克），没胃口，没食欲，没力气。在靖江做了胃镜、肠镜检查，均没有什么大问题。后来到江阴做计算机断层扫描（CT）上腹部平扫，发现胰管扩张，胰头部有隆起物，做磁共振增强后初步诊断为：胰腺导管内乳头状肿瘤。

内科主任看到检查资料后说："你这个病很罕见，我们从来没有见过。也不敢给你治疗，建议你到上海这样的大城市再去看看吧！"

2006 年 8—12 月期间，我们全家总动员，各找门路，各显神通，问询各种途径，打听上海哪家医院、哪个科室能看这个病。从搜索医院，到搜索科室，再到搜索医生，最后搜索挂号，可谓漫长而又艰辛……所幸的是，最终在启东市岳母家一位亲戚的推荐下，联系了上海长海医院。

2007年1月29日，我终于住院，做了内镜逆行胰胆管造影术等检查，最终确诊为胰腺癌。

我不是貔貅

上海医院医生看了影像后对我说："你的病情很复杂，胰管内布满了一粒粒芝麻样的小肿瘤，显微镜下可见小乳头状。这种病必须手术，如果不手术最多只能活两年。"顿了顿，又补充道："胰腺手术是外科手术中最大的手术，根据你的病情可能要全切，但术后生活质量极差，要靠药物维持消化系统。"

医生说的话，我虽然几乎听不懂，但是，仅仅凭"靠药物维持消化系统"这句话，足以把我吓坏了。言外之意是，不吃药就不消化。我只知道貔貅有嘴无肛，能吞万物而不泄，纳食四方只进不出。可是，人并不是神兽啊，不消化不就相当于用气管不停地往腹内打气，最终不就是爆炸和暴毙吗？

我跑遍了小城所有的书店，最终找到了《专家解答胰腺疾病》这本小册子，从中了解到：目前国内胰腺癌的术后5年生存率仅为5%~7%。

这下我更纠结了：不动手术吧，最多存活两年；动手术吧，又不能吃喝，活着还有啥意思？就算能够大吃大喝，不能消化，更没有活着的意义。难道天天掰着手指数着日子等死？

年关，年关，年是一关

我让医生做出决定，医生又反过来让我做出决定。就像工作上一样，领导布置给我的任务，我会高效快捷完成；可是，让我布置任务，我就会前怕狼，后怕虎。越是给我主动权，我越是纠结。

见我这样，医生说："快过年了，医生护士都归心似箭，还是暂时别做了，年后再说。你要动手术的话，床位给你保留。"

一连几个晚上，左翻来、右覆去，反正是睡不着，就找机会与同病区的患者闲聊。一位安徽民政厅的病友也是患了胰腺癌，他爱人是上海知青，找了上海中医院的一位医生给他开方服汤剂，吃了3周的中药，第四周就说见效了，第五周就能下床走路了，所以兴奋地给我讲"中医很神奇"。

要知道，他住院时，是家属用担架抬进病房的。

听着他绘声绘色地给我分享，看他的精气神也越来越好，自己就跟爱人商议：不准备动手术，决心走中医治疗这条路。

于是，2007年2月7日（腊月二十）我出院了。第二天，就找到了民政厅这位领导所提及并介绍的上海中医院的那位医生开方服药。

医生说我这个病情像一个能量巨大，又作恶多端的怪兽，一般药物降伏不了，就给我开了含蜈蚣、毒蛇、蝎子、壁虎和蟾蜍等药的方子，说必须"以毒攻毒"。

挖开看看，不行再缝上

我边吃药，边继续打听，以寻得更神奇的药方。刚好，有朋友给我介绍了本市靖江的一位老太，60多岁了，胰腺癌，动过手术。主治的外科医生说：肿瘤很大，有六七厘米。用手术刀敲了敲肿瘤后，发现很硬，不敢开，又重新缝合起来了。

被挖开仅仅是看了一眼的老太只好悻悻地回家了。她老公不甘心，就找了北京的一位姓贾的老中医，老先生没让老太过去，就给她配了中药，邮寄过来，一个月邮寄一次。

药方中也有蟾蜍，让老太煮熟后喝汤汁。我看到老太时，她的皮肤接近橄榄黄色，还有不规则的花斑，有大小不一的疙疙瘩瘩，也说不上是绿色、酱色，还是深棕色。总而言之，皮肤粗糙，色泽难看，不知是事实特征，还是我的心理联想，感觉就像是在人的脸上长着蟾蜍的皮肤。

但不管肤色如何，至少老太太手术后，已活了13年。

见到她，我更加坚定了走中医治疗的信心。她被开，又被缝合，尚能够挺过13年，何况我还从未被挖开，至少有点元气吧？

"坏孩子"走进了我的心里

春节后没几个月，大概是5月初，我到南京女儿家小住。女儿打听到，刚巧南京癌友协会在集庆门附近聘请上海中医药大学教授、博士生导师何裕民来南京开设讲座。女儿给我预约挂号，那天上午听了何教授"癌症只是慢性病"的演讲，其中，"与癌共存，活着就是硬道理""好孩子和坏孩子"的观点，一下子撞击到了我的心坎最柔软之处。

是啊，"好孩子"也就是指高度分化的正常细胞，而"坏孩子"则是指干细胞分化过程中出现障碍未分化成熟的癌细胞。不管是"好孩子"还是"坏孩子"，总归都是亲生的骨肉，就算再坏，也得接受，总不能把"坏孩子"掐死吧？

多么庆幸，那个春节的到来；多么庆幸，医疗人员的归心似箭；多么庆幸，医生的延时决定；多么庆幸，自己当时的犹豫不决。

下午轮到我了，何教授给我把脉，看了我的舌苔，问了我的大小便情况、饮食情况、家族病史情况、工作情况、家庭成员情况，又仔细看了看我的各种检查资料，安慰我说："这种病并不可怕，你要树立信心，配合治疗，为你采取'三管齐下'的治疗方法。一是服汤药，二是腹部用药外敷，三是吃丸药。一定会见奇效！"

起初，何教授只开了1个月的量。1个月后，我即去上海虹口区民生中医门诊部复诊，何教授根据用药后的身体情况酌情调整药方。2个多月后，我逐渐感到腹部舒服多了，胃口也慢慢好起来。半年后我到医院复查，又做了磁共振成像（MRI）检查。再次带着片子到上海找何教授复诊，他拿着新旧片子比较后，指着几处，很兴奋又很欣慰地对我说："你的病好多了，原来片子上的结节基本不见了。"

与"坏孩子"共生

听了他的话，我内心说不出的高兴，用"死里逃生、重见天日"形容一点都不为过。随即何教授又调整了治疗方案，减去腹部外敷，没过几个月再次调整方案，让我不用再吃汤剂，改服用他的药方做成的药丸，每次服用5个多月。

经过一年多的治疗，我的病情已基本稳定，身体也一天天好转起来，期间我一直坚持药丸服完即去何教授那里复诊。每次何教授都会调整药方，对症下药。我遵医嘱，每年都去医院做MRI或CT复查，虽然仍显示胰管扩张、胰头部有隆起物，表明肿瘤没有消失，但原先那些不适的感觉统统没有了，经过何教授这么多年的中医治疗，我像正常人一样生活着，能吃能睡，身体很棒。

回顾17年来走过的治疗历程，我庆幸自己选择了走中医治疗这条道路，没有动手术。如果胰腺全切了，说不定早已离开人世。幸运的是我遇到了何教授，他用精湛的医术悉心治疗，让我的病情得到有效控制，虽然肿瘤还在体内，但仍让我与它一直共同生活到现在。

何教授"与癌共存，活着就是硬道理"的理念目前已深深植入我心中，我每天快快乐乐地生活、健健康康地活着，享受生活，争取做个长寿老人。

医者点评

老谢是我的老病人。我俩相互很熟悉，是由于几大因素：

一是由于他的胰腺病变罕见，在我们 4 000 余例胰腺癌患者中，这一类型也许仅有 3~5 例。我的职业背景虽以中医为主，但却对癌症病理类型特别关注。因为临床观察到不同病理类型决定了病情发展趋势及预后倾向，以及医者及患者家属的应对方法等，这非常重要。

二是因为他康复后不久其夫人也生癌了，自然也成为我的患者，他夫人患的是较简单的癌，调整一阶段康复得很好，没必要多说。但夫妻同病同看，显然加深了我对他们的印象。

三是因夫妻俩都是瘦长个，江浙地区不常见。

四是他前前后后在我处诊疗了 17 年，整 17 年，人生有几个 17 年？

老谢是一个十分拘谨、不苟言笑的人，做事谨小慎微。记得第一次求诊时，他话不多，我知道他很紧张。因为从医经验告诉我，判断一个人紧张不紧张，完全可从脉象和手掌上出不出汗体现出来。初诊时，他脉跳频数，手掌大量汗出，表明处于高度紧张状态，迷走神经张力很高。故我断定他当时高度紧张、恐惧。话说回来，患了难治性胰腺癌，谁不紧张？因此，初诊时我也话不多，以免使其徒生恐惧与不安。但会用坚毅可信的眼神注视着他，给他力量，提起康复信念。之所以我反复叮咛他注意饮食，除饮食的确十分重要外，也有试图转移他对病情的特别关注之旨趣。

他是个严格遵守医嘱的人。就像他自己回忆说的，不久他就到上海来看。开始的他，一年求诊 4~5 次，后来就半年一次，现在他是每隔一两年来一次。应该说，近十多来年来，他除了用我给他量身定制的丸药及我研制的抗肿瘤药"埃克信"外，其他汤药早已不吃了，因为病情很稳定。专门定制的丸药，既方便、省钱，又对其全身调整非常有利。至少他自己不止一次与我强调，他吃丸药全身状态很好。因此隔一段时间就找机会来看看我，然后换个新的成药方，我则让药房加工完毕后，寄给他。其实，这时候丸药除有一定的治疗作用外，更重要的是心灵慰藉——我还在认真治疗吃药，毕竟，这是个十分棘手的病症。古谚曰"病入膏肓"（胰腺就是"膏肓"位置），非虚语也！

老谢虽不苟言笑，却很乐意助人，这是他最大的特点。这些年来，江苏有类似的患者，如果心存疑虑、难以释怀的，我常常会请老谢电话方式帮帮忙，开导开导。前后不下几十次，他欣然从命，乐此不疲，且每每令人宽慰，因为"榜样的力量是无穷的"。

世纪之交时（就在接诊他之前），我似乎发现并确认"性格决定命运"，"性格也决定癌的病理类型"，当然，仅在一定程度上决定。

像老谢这种癌病理类型在胰腺癌中比较罕见。当然，有些患者病理类型没分得这么细。经验告诉我，其病理类型和长期拘谨、精神压抑或有一定关联性。

早在 2004 年，接受媒体采访时我提出，基于较大数量的胰腺癌患者观察，认为目前男性胰腺癌患者中体现两大类型：一种是长期高压下且又特别认真拘谨者（属压力型），另一种是大鱼大肉、蔬菜水果吃得不多者（属肉食型）。2008 年前后，又在女性胰腺癌（特别是胰尾癌）患者中，发现更多的是胆道炎症引起的胰尾反复炎症导致的癌变。而胆道炎症往往和情绪不稳定、反复波动有关。现笔者更坚定了这一认识，故癌症患者一定要区分其病理类型，同时需了解他的性格行为特点，努力加以纠治及完善。

对于谢先生，我当时提出要他好好释放一下，调整调整，多出去走走，强调要学会放松。他已临近退休，"兵来将挡，水来土掩"，他很好地做到了这些。而且，当时我有信心，这类病理本身进展不会很快，但手术却比较尴尬，因为要切就必须切掉全部胰腺，胰腺全切了，暂先不说难度及创伤性，包括转移与否等，术后生活就成问题，因为胰腺是最重要的消化腺。

诚如长海医院的医生所云，手术后只能"靠药物维持消化系统"，常生不如死。不如综合调整，包括药物、饮食、解压等。因为50多岁的他，生理上应该说胰腺还是有可逆性的。我有好几位胰腺癌患者没法手术，综合调整后，病理状态完全改善。

前不久，我在浙江卫视《浙江名医馆》做节目，请来一位嘉宾。她是2000年手术后失败，借中医药调整康复的。3年后临床痊愈，2003年10月因胆结石，再次手术，同一位医生手术，居然发现她的胰腺完全恢复正常。此事曾被"中央电视台·科技之光"报道。

正因为这样，我认为在一定年龄段，很多病变是可逆的。它体现出癌症发展中的"钟摆样"效应。你如果不改善生活方式，不改变自己行为应对模式，癌细胞很可能顺着一个方向，越来越走向深渊，终致不救；但如果综合调整，也有可能"倒回来"，往另一方向"摆动"。套一句俗话，"吃出来的，可以吃回去"。压力导致的疾病，纾解压力后也可恢复如初。因此，须动态地看癌症，它本身是一个动态的、发展的、走走停停的，甚至可逆回去的过程。尽管谢先生不太善于表达，但他在看我前已做足了功课，对这些深信不疑。故17年来，优哉游哉，与癌共存，创造了奇迹。

谢先生的鲜活案例告诉我们，生命是个活体，癌细胞一定程度是可逆的，就看你怎么来应对它，怎么调整自我，发挥生命潜能来解决它。

编者感思

罗振宇在 2023 跨年时，演讲了一个《快餐店与星辰大海》的故事：

说的是北京一家叫"南城香"的餐馆，疫情三年，门店翻了一倍，现在有 140 多家店。单店平均日流水 3 万元，是全国快餐店平均流水的 5 倍。

开餐馆的，如果依托写字楼，最多有一个火爆的午市和一个惨淡的晚市，依托购物中心，可能有周末两天波峰和平常五天的维持，还不得不面对高昂的租金。

但南城香做的是细水长流的全时段社区生意，同样一份店铺租金，一天可以卖五顿饭。

如果你任何时候到南城香去，都会发现有吃的：上班族清早匆匆赶路，可以带走茶叶蛋和豆浆；中午懒得开火的退休大爷，可以点一碗好吃又便宜的安格斯肥牛饭；孩子下午放学回家以后，可以买一杯奶茶、一对鸡翅垫垫肚子；晚上下了班不想做饭，一碗虾仁大馄饨暖心暖胃；深夜朋友聚会，可以去吃电炉烤串。

南城香的故事告诉我们：忽略附近，其实是忽略了一种非常重要的资源，附近也有星辰大海。

文中的谢老出发于身边，全家总动员，协力同心；

找到了长海，医生的话引起了他高度的戒备之心；

主动找人攀谈，从安徽病友身上得到启发，下定了决心；

打听到了靖江的老太太，增强了治疗的信心；

借力南京癌友协会，何教授非常走心的话，让他的治疗方案自然顺意顺心……

心者，君主之官也，神明出焉。心，主宰全身脏腑百骸，主管人的精神、意识、情感、思维活动。

如果说，心藏神，那么，对谢老而言，他的身边、他的附近，则，藏心。

癌情概述

胰腺癌确实是当今的"癌中之王"，是中国致死率最高的消化道恶性肿瘤。由于早期无明显症状、疾病进展快及化疗有效率低，1年、3年、5年生存率都低到十分可怜。

我们搜集到的国内数份大样本统计资料，涉及近万例，国内外无法手术者，1年生存率为0%。可见，"癌中之王"名不虚传。目前，手术仍是根治胰腺癌的唯一有效方法，但对无法手术者，联合疗法成为无奈性选择，它包括化疗、放疗、微创、靶向等，虽然联合运用提高了生存率，但疗效并不理想，无助于改善生存质量或延长生存期。

我们4 000多例胰腺癌患者中，很大一部分失去了手术可能，只能以中医药为主，中西医及内外兼治等综合治疗，使胰腺癌患者的生存期有所延长，生活质量明显改善。多位博士曾在中国核心期刊（《中华中医药杂志》，2017年3月）上对我们纯以中医药治疗的胰腺癌疗效进行过总结分析，涉及诊断明确的100例患者，平均生存期达28.04个月，中位生存期12.47个月；1年、3年、5年生存率分别为53.00%、20.00%、10.00%，是各种疗法对照组中5年生存率最高的；与国内外相关文献比较，每一项指标均显著提高。同时，还能减少并发症。可见，胰腺癌的中医药及中西医结合治疗，效果非常不错，值得重视。

中国是胰腺癌高发国家之一，患者占世界总数的15.68%。吸烟是唯一取得共识的危险因素，饮酒、高热量摄入、高饱和脂肪酸、高胆固醇食物、富含亚硝胺的食品与胰腺癌发病率有关。

在我们看来，压力，尤其是精神压力，也是本病独立的危险因素，惜社会大众及学界对此并没有清晰的认识。此案患者之康复，除中医药外，帮助其释放了压力，也是重要环节之一。

远方始于附近

"呆萌"的寿星

——舌鳞癌变"放疗"为"放弃"，成功康复12年

万女士

年龄：90岁

职业：纺织厂工人　　地区：江苏海门

叙事要点：舌鳞癌放弃放疗，成功康复12年。

患者孙女代述

不容小觑的口腔溃疡

我是源盛堂中医门诊部重庆分部的李颖菲，本文为我亲身经历所写。

2011 年 4 月，奶奶的气管炎发作了，从南京回到了老家海门，为了增强营养，输了脂肪乳剂，出院后发现舌头边缘有黄豆大小的脓包，最初父母亲以为是口腔溃疡，喷了西瓜霜，补充了 B 族维生素、维生素 C，没当回事儿。

月底，爸爸打电话告诉我这个情况，我让他描述一下具体的症状。爸爸说：除了舌头的左侧溃疡处有隆起外，周边还有白色的斑点，并且伴随疼痛。

这么一表述，立刻引起了我的警觉。职业的敏感让我觉得不对劲，单纯的口腔溃疡是不会有这些症状的。于是又让爸爸拍了奶奶的舌头局部照片发给我看。

一看吓一跳，感觉大事不妙：从图片来看，初步判断是黏膜白斑，黏膜白斑就是癌前病变。

我立马让爸爸带着奶奶去做了切片检查，病理结论是：舌鳞状细胞癌（简称舌鳞癌）中期。

爸爸把奶奶忘在了家里

本人在国外学习临床医学 7 年，回国后在上海市虹口区民生中医门诊部跟着何裕民教授深造，目睹了他看诊的数万个病例，如今自己的奶奶到了舌鳞癌中期，我意识到这个问题非同寻常，既紧张，又淡定。紧张的是，一直宽慰患者家属的我，却成了被宽慰的对象；淡定的是，有何教授专家团队支持，我似乎镇定自若。

肿块是否需要手术切除？何时手术？手术切除多少？术后的西医治疗该如何进行？术后的中医治疗该如何推进？……这些问题，我认为需要征求何教授的意见，也只有征求何教授的意见，才足够踏实。

立马预约何教授，于 5 月 11 日给奶奶看诊。同时打电话通知爸爸，让爸爸带着奶奶从海门出发直接去上海，我从重庆飞往上海，在民生门诊部汇合。

在停车场，老远就看到了爸爸的车子。我从出租车上下来径直走了过去，准备搀扶着奶奶走进门诊。

车门拉开的那一刻，我惊呆了：后座上没有奶奶，只有老爸一个人。我的心一下子提到了嗓子眼，立马问爸爸：奶奶呢？

爸爸一脸疑惑地反问我：奶奶还要来吗？

我哭笑不得，给奶奶看病，奶奶不来，怎么看呀？先不说中医部分的望闻问切需要见到本人，西医部分下一步的治疗方案，马上手术，还是保守治疗？化疗，还是放疗？教授也需要通过检查舌头肿块的情况，以及触诊检查颈部周边淋巴结情况来决定这些关键的问题。

爸爸额头上的汗珠仿佛还冒着热气，手里递过来的一大袋检查报告里，还夹杂着一本爷爷日常开销的手账，我明白了：原来，爸爸慌张地把奶奶忘在了家里……

爸爸为了掩饰自己的尴尬，立马给小姑、大姑打电话，让她们开车接上奶奶，送过来和我们汇合，我们就地等待。

妈妈被爸爸骂了一顿

按照爸爸和姑姑事先商量的方案，决定这件事暂时先瞒着奶奶。

3小时后，奶奶到了。何教授一如既往地圆桌看诊，坐在奶奶左手边。右边是博士学生3人，周围是候诊的患者及家属。

何教授仔细看了活检报告，让奶奶伸出舌头，端详了一番，又摸了一圈颌下淋巴和颈部淋巴后，拍了拍、又抓住奶奶的手，微笑着、特意放慢声音说："老太太，舌头上长了个小东西，不要紧张。让儿子找个医生弄掉就好了，就像指甲长长了，修剪修剪就好了一样。"

奶奶不识字，看不懂检查报告上的任何一个字，只会讲海门方言的她，竟然听懂了教授的话，微笑着点头默许。

奶奶笑了，站在奶奶身后的爸爸和两个姑姑也笑了。

然后，教授借一步告诉爸爸和姑姑：舌头上的溃疡肿物，还是建议手术做掉，不然后期饮食会非常痛，大大降低生活质量。术后检查周边颈部淋巴结，如果没有转移，后续中药保守治疗即可，放化疗就不必了。

当晚，爸爸让妈妈抓紧联系江苏省口腔医院。第二天一早，妈妈便通知爸爸，带着奶奶来南京办理住院手续，准备手术。爸爸问道："床位安排好了吗？"妈妈说："医生答复，患者来到才能安排床位。"

没想到就是这句话，让一向温和的老爸雷霆大怒："没有床位，你让老娘来干吗？"还未等老妈解释，老爸就挂断了电话。

妈妈一肚子委屈：医院又不是我开的，医院有医院的规矩，资源有限，床位紧张，未见患者，怎可能给空占床位？再说，求人难，难求人，逢难求人难上难，托人好不容易找到的关系，不仅没有功劳，还反遭斥责……

还好，我不断宽慰妈妈：要理解老爸的焦灼、慌乱、无序和过激，妈妈才算渐渐平复了情绪。

城门失火，殃及鱼池

妈妈的多位朋友推荐的都是江苏省口腔医院口腔颌面外科主任叶医生，他非常擅长口腔颌面－头颈肿瘤的外科治疗及口腔颌面部组织缺损的修复与功能重建。

如妈妈所言，奶奶到了南京后，便被安排了床位。叶主任看了各种报告，检查了奶奶的口腔颌面部后，对爸爸说："舌头要切除 15%，可保证讲话不受影响，吃东西不受影响。但是左侧牙齿要全部拔掉，因为牙齿畸形，不拔掉会反复摩擦导致损伤舌边，恶性循环致反复溃疡，甚至再次癌变。左侧颈部淋巴结要全部清扫，以确保癌细胞无法转移。"

手术进行得非常顺利，术后住院期间，奶奶再次气管炎发作，尤其是闻到卫生间开放式马桶里冒出的气味，更是咳嗽不止。

听着奶奶的哮喘越来越明显，有时，一口气差点上不来连声发出"……呃……"的呻吟时，我忽然又想起——

那些陈谷子烂芝麻

奶奶是原海门县手帕厂工人，1983 年 6 月，50 岁的她在原海门县手帕厂退休。

工作期间，奶奶特别卖力，一直是厂里的劳动模范。或许是工作过于卖力，也或许是长期生活在空气中弥漫着漂浮物的环境之因，奶奶的呼吸系统特别脆弱，一直有支气管炎和哮喘等慢性疾病。同样的生活环境，同样的饮食习惯，家人不生病，偏偏她会；家人只要有一人生病，她必会被传染。可以说，每年必住院 2~3 次，每次至少半个月。

记忆中，奶奶和两个姑姑经常吵架，可谓"每天一小吵，三天一大吵"。而吵架的原因多因微不足道的小事，比如：奶奶爱吃茄子，但必须是长得较老的、切开看得见籽的圆茄子，姑姑若用长茄子炒菜，奶奶便会发火。

正因如此，奶奶的生活习惯，多年难以改变。妈妈产假休养在家时，奶奶到南京来照顾妈妈，每天至少有两顿丝瓜炒毛豆，每天三顿荧瓜炒蛋，妈妈吃得腻到呕吐为止，但是了解奶奶脾气的她，只能强行忍着。

除此之外，奶奶爱吃甜食。即便煲个红枣红豆粥，也要放很多冰糖，更不用说"年糕不离手，发糕不离口"了。

变"放疗"为"放弃"放疗

体质上，奶奶可谓体弱多病；性格上，奶奶可谓固不可彻；病史上，奶奶可谓积劳成疾；现阶段，奶奶可谓弱不禁风。

奶奶手术后伤口基本痊愈时，口腔医院团队建议化疗。结合何教授的意见，我不太赞同，化疗属于全身性治疗，全身反应会很大，奶奶年事已高，加上这个体质，估计受不了。和爸爸、姑姑讨论后，又再次征求叶主任的意见，叶主任尊重我们拒绝化疗的意见，建议做局部放疗。因为，术后病理类型是舌鳞癌，鳞癌对于放疗较为敏感。但是多年的肿瘤临床经验，我知道这块部位做放疗，后续的反应会非常痛苦，而且很难逆转，可能会出现局部水肿、唾液腺损伤，严重的可能会失去嗅觉、触觉，张口困难，听觉反应迟钝（听力下降）等负面反应。

召开家庭会议后，我们还是婉拒了化疗和放疗的建议。

为了确保万无一失，手术出院后，再次带奶奶来到上海，找何教授复诊。何教授看了奶奶的淋巴组织切片病理报告，又摸了摸奶奶的口腔颌面再次检查了颈部淋巴结，开了大概由 18 味中药组成的 21 服中药，外加一些灵芝片，反复交代，按时、坚持服药，3 个月后过来复查。

有些事情，越怕越来

墨菲定律中，大概讲道：越怕发生什么事，就越会发生。

根据本人多年的肿瘤康复经验，患者最初对中药往往会产生轻微的反应。体质不同，反应剧烈程度不同。因为熬制的中药苦味居多，气味浓重，很容易刺激到胃部和鼻腔，进而引起恶心。尤其对于爱吃甜食的奶奶，气管脆弱的奶奶而言，反应只怕会不小。

果不其然，奶奶才服药两三天，就受不了了，喂一口，吐一口。姑姑看着，既心疼，又无奈。打电话向我求助，我决定把水剂改为丸剂，虽有吞咽的困难，却可避免苦味的侵蚀。

没想到，这一招还真管用，就这样奶奶连续服用了一年多的中药丸剂，灵芝片服用至今。虽然多少受点手术的负面影响，讲话漏风，把"我要趴下"说成"我要八下"；虽然进食时，嘴的左下角会不断流出残渣，但并没有转移和复发。

一次学术会议上遇到何教授，他又专门叮嘱我，要给奶奶补充一些优质蛋白质。我们常给奶奶送去鸡鱼肉蛋，可是奶奶多年的吃斋念佛，哪肯食肉？更不要说杀生了。

后来，我给奶奶送去了绞肉机，并偷偷交代爷爷，把鱼虾打成泥状，做成不同的饼状或糊状食品，这样，才算把生活中微小又艰巨的困难解决。

两个出乎意料

2022 年 12 月，全国新型冠状病毒疫情防控政策调整，92 岁的爷爷和 90 岁的奶奶还是未能幸免。

探望爷爷奶奶的老爸先阳了，引起警觉的他，马上摸了摸奶奶的额头，发现没有热度，手感正常。爷爷却发热至 39 ℃，给爷爷测体温时，又顺便给奶奶测了一下，显示 40 ℃。爸爸给爷爷奶奶吃了退热药，体温算是阶段性降下来了。可是，第二天下午又反弹至 39 ℃，血氧饱和度不是很稳定，躺下后正常，一旦起身，就下降到 93 以下，我比较担心，建议送到医院。

住院后，主治医生用了消炎和抗病毒措施，爷爷的病情稳定下来了，奶奶需要吸氧。

因为阳性，我也自我隔离在杭州的家中。期间，爸爸通过视频让我与爷爷奶奶对话，爷爷思维清晰，谈笑风生，精神良好。

爷爷退休于原海门县糖业烟酒公司，日常生活中喜欢小酌一下。住院前，每天还能喝上二三两。与人交流，声如洪钟。精神面貌好，肤色红润。可谓老当益壮，精神矍铄。奶奶的起居饮食，基本由爷爷照顾。

我放心之余，交代爸爸多留意爷爷血氧数值的变化。而视频中，奶奶面色蜡黄，思维和语言都很模糊，甚至不认识我这个孙女，我颇为担忧奶奶能否挺过这一关。

一天夜里，爷爷半夜起床如厕，估计所披衣服单薄，再次受寒感冒，发热。而奶奶因为老年痴呆，比较听话，我们怎样护理，她就怎样配合。

1 月 16 日，爷爷的血氧降至 90 以下，这一天起，每况愈下，从 80 多，再到 70 多，直至 60 多，医生告诉爸爸，要有后事的心理准备。

2023 年 1 月 18 日，爸爸在爷爷的病床前，眼睁睁地看着心电图检测仪渐渐趋平，22：00 时，爷爷安详地闭上了眼睛……

当爸爸含泪通知亲友参加追悼会时，都还以为是奶奶，而不是爷爷。

爷爷如此健朗，却突然离去；

奶奶病病殃殃，却很快康复。

爷爷留给了我一笔财富

爷爷追悼会结束后，爸妈、先生和我，同一辆车返回南京。爸爸熟悉地形，海门境内由他开车。一个路口拐弯时，爸爸竟然逆行开到了对面车道，幸好，外环路上车辆不多。对面司机狠狠朝他翻白眼，只有我知道，爸爸还在恍惚……

老爸是地地道道的孝子。从我记事起，每年国庆过后，爸爸都会把爷爷奶奶接到南京来住，一直到第二年春夏之交天气变暖，因为海门的冬天太冷。平时对于爷爷奶奶更是"召之即来"，去年的冬天，爷爷的一种药吃完了，让爸爸去买。爸爸早饭吃了个半截，就出去了。不知跑了多少家药房，回来的时候冻得满脸都是清水鼻涕，发梢上满是冰挂银花。

爷爷的丧礼上，爸爸并没有哭得肝肠寸断、昏天暗地，因为他行孝在平时，陪伴善终，并没有留下任何遗憾；可爸爸日渐消瘦，精神恍惚，这毕竟是生死别离、切肤之痛……

或许是为爷爷送终后的大彻大悟，或许是觉得患有阿尔茨海默病的奶奶更加孤独，也或许是对于癌症康复的奶奶倍加珍惜，爸爸暂停了公司的所有业务，大年初三，便携妈妈一起去海门，全力陪侍奶奶了。

感动于爸爸对他的爸爸妈妈的一片深情，我也思绪万千：

假如奶奶不是文盲，还会这么"听话"和配合吗？

对于疾病来说，更可怕的是无知，还是博学？

假如奶奶手术后放疗，或者化疗，今天还是这个结果吗？

在肿瘤发现、蔓延、切除的不同阶段，到底是选择激进，还是保守？

假如没有西方医学广泛深入地传播，单凭中医，外科手术能否立竿见影？

假如没有中医，2003 年的非典，2009 年的禽流感，2019 年至今的新冠疫情，会不会发生西班牙大流感、欧洲黑死病、全球鼠疫那样的悲剧？

西医虚心学习中医了吗？中医坦然接纳西医了吗？

病多是因为中医药越来越少造成的。

病多是因为西医药越来越多造成的。

对于这些观点，是过于极端，还是比较中正？

学了7年西医，又从事中医康复15年的我，忽然发现越来越把中西医结合进行思辨了，也许，这就是亲爱的爷爷在天堂留给我的一笔财富吧！

医者点评

李颖菲医生与我相识已16个年头了，她是海归，海外医学院硕士一毕业就投奔民生健康，决意终生从事肿瘤康复事业。最初，她在我身边工作过几年，接触很多。海外科班出身，有扎实的现代医学知识；加上富有善心、耐心，对肿瘤患者的呵护、诊疗和指导等都很专业具有特色。因工作出色而派驻重庆，任源盛堂中医门诊部负责人，负责西南地区肿瘤患者的康复指导。

2011年她急急忙忙回上海找我，说她高龄的奶奶病了，患的是舌鳞癌。根据我几十年的临床经验，这往往是因为牙咬合不好，牙和舌长期反复暗中摩擦，导致舌黏膜的不断破损、修复。当人抵抗力下降后，破损的修复能力会出现偏差，早期可表现为白斑样变。再反复溃破，逐渐演变为癌。遗憾的是，早期白斑时大都不知不觉，到了反复溃破，已发展成癌了。

我诊疗后建议先让她奶奶去做个局部手术，因她奶奶瘦弱，有哮喘等多种基础痰病，放化疗等且慢！化疗除非有明确远处转移，否则一般不考虑，因为对舌鳞癌并无良效（至少当时这是国际公认的）。放疗虽有一定效果，但后遗症非常严重，需严格评估。能稳住的，暂先别乱动。我临床有太多稳住而预后很好者，也有很多匆忙放疗后终身苦不堪言者。**今天治癌武器库里绝非没武器，而是武器太多太多，但所有武器都有使用边界及禁忌，不可乱用！**何以医生（特别是肿瘤科医生）对许多治癌疗法心存疑虑，自我使用时都十分谨慎，就是因为知其局限及边界所在，不敢造次。此类事例笔者临床经历多了（包括不少资深化疗医生，本人得了癌却拒绝化疗），故深知这与其说是中西医差异，不如说是陷入真实情景中的冷静反复思忖之果！己所不欲，勿施于人。尤其是对高龄老人，谨慎谨慎再谨慎，应该是底线！

《孙子兵法》倡导的御敌智慧是智取巧取，有时"走一步，看一步"，"兵来将挡，水来土掩"，未尝不是高招、妙招。特别对于高龄或有基础疾病的老人，更不能一股脑的各种杀癌武器上了再说。因此，她奶奶用中医药善后，很快恢复。我与李医生每年都有多次见面，每次见面，我都会关心她奶奶现状。被告知癌症控制得很好，无不适。更难能可贵的是全身情况改善。因她奶奶有哮喘，原本三天两头住院，李医生发现患者长期服用灵芝片，诸多症状都有提升，遂给奶奶、爷爷，然后爸妈等全家都用上。直到最近，她还告诉我她奶奶及全家都很好，最大的效果是奶奶哮喘没发作，与医院无缘了。且爷爷服用后身体更好，成为周边老人羡慕的榜样。当然，这次疫情后意外了，毕竟已 92 岁了。奶奶脸色也差一些，但能挺过疫情，已出乎所有人的预料。

医学本质上是种技术，无论东西方／中西医，能解决问题最重要。解决问题前提下低成本、少创伤，也很关键。各种武器该用就用，但不可造次，那是智慧，那才是"人道医学"[1]，真正

"以人为本"的医学。

编者感思

讲述者李医生的8个灵魂拷问，让我想起一则故事——

有个男孩养了只小乌龟。在一个寒冷的冬天，小男孩想让这只乌龟探出头来。他试着用手去拍打它，用棍子去敲击它……但是乌龟就是一动也不动，气得他又是噘嘴，又是叹气。

后来，他的祖父看到了，笑了笑，帮他把那只乌龟放到了一个暖炉的上面。过了一会儿，乌龟便因温暖而渐渐地把头、四肢和尾巴伸出了壳外。

男孩见此开心地笑了。这时，祖父才对小男孩说："当你想要让别人按照你的意思去做，去改变时，请记住，与其采取攻击的方式，不如给予他关怀和温暖。"

我不知道这个故事能否回答激进和保守的问题，但我知道，对待患者和病情，以保守的原则温柔以待，或许比激进的方式更能让乌龟头伸出壳外。

2022年10月中旬，我渐感牙痛，几天后痛至彻夜难眠。10月20日，去杭州某口腔医院拍片检查后，确诊智齿。医生说，这颗智齿已经顶到了牙位47，导致周边发炎。所以治疗方案为：

1. 拔掉智齿。

2. 牙位47消炎做根管。

拔牙当天，麻醉过后，我嗓子疼痛难忍，就连喝口温水都难以下咽。咨询主治牙医，说是智齿靠近喉咙位置所致，纯属正常，消炎药吃满3天即可消除。

11月5日，晚上漱口时，有白色的碳酸钙一样的凝固物吐了出来，再次问及牙医，说纯属正常。11月11日，做根管的牙位47中间的白色凝固物全部吐了出来，第三次咨询牙医，这才约我到门诊医治。至于什么治疗手段，我不得而知，只感觉牙医像修补车胎的师傅一样，拿着冰冷又尖锐的工具，锉了磨，磨了锉，牙齿磨下的粉末掉入我的口水中，口水和着粉末在喉咙口囤积着——咽下去，怕影响医生锉的节奏；不咽，无法呼吸。约莫一个半小时，医生告诉我，要定制牙套才能确保牙齿的防护安全。

看到牙套价格4 000多块时，我找了个借口逃之夭夭，年前回忆这事，还以自己的聪明而沾沾自喜。

2023年1月19日，牙位47再次酸痛，感觉牙齿中间灌满了冷藏的硫酸水剂。就到上文提到的江苏省口腔医院看诊，影像检查所见：47根管治疗术后，远中牙槽骨吸收近根尖，根尖周及根分叉阴影，舌侧骨质缺损，根尖区骨小梁致密增粗。说通俗点，就是47慢性根尖周炎，建议拔除。

这个结论让我欲哭无泪，当时在杭州拔智齿、做根管，花费5 000多块还不说，喉咙疼痛的阴影，让我新冠病毒感染阳性期间连夜失眠，唯恐被染的是媒体上所说的"吞刀片"毒株。花了时间，忍了痛苦，到头来做根管的这颗牙齿，最终还是要被拔除。

不能怪杭州的牙医，发现智齿，拔除治疗，这是正确的业务处置；牙神经坏死，种植根管，这是符合逻辑的治疗方案。可是，他们在想着牙套的售价时，却忽略了这颗牙周边的生态环境：已经炎症，会长期慢性疼痛，根本没有做根管的必要。

头痛医头，脚痛医脚，牙痛医牙，这是医生的职责。亲历医牙过程的我，多么希望，在医"47"的时候，能否关照一下它的左邻右舍，看看"46"和"48"的生长环境，毕竟，它们是一个系统，生命不也是一样吗？

亲历医牙过程的我，多么希望，在锉磨我的牙齿时，可否停下来让我吐口口水，不方便言语，手势也可。毕竟，牙，是我的

牙；牙不会说话，没有情感，也不需要说话，不需要情感，而我
会，我需要。

我不知道这段经历能否回答中、西医互相学习的问题，但我
知道，病，是"人"的病！

癌情概述

舌癌是常见的口腔部恶性肿瘤，全球的发病率约为 4.3%，
主要发生在舌缘，其次为舌尖、舌背及舌腹等处，有的患者在早
期就出现颈部淋巴结转移，其病理类型以鳞状细胞癌较为常见，
占 98% 以上，腺癌很少见。目前，舌癌的 5 年生存率仅为 55%。

西医治疗以手术、放疗为主，全身治疗可酌情使用于晚期患
者（包括化疗、靶向治疗以及免疫治疗），但都会给患者带来二
次伤害，出现新的症状，导致病机的演变。目前，依据我们的临
床经验，此类病变术后 1~5 年为复发高峰，因此，后续一定要
坚持中医药的治疗，另外可配合中药漱口。我们还比较推崇外治
法，常常与内治法协同控癌，内治法偏重整体，调整内环境，扶
正抑瘤；外治法直接作用于病灶，无中间损耗，且不刺激肠胃，
不会增加肝肾的负担。两者配合，临床效果更佳。

天使就在人间

—— 晚期巨大肿块乳腺癌患者，中医药呵护建奇功

夏女士

年龄：43岁

职业：外贸销售　　地区：上海

叙事要点：晚期巨大肿块乳腺癌患者，中医药呵护顺利康复。

患者自述

化疗，我用了10支开塞露

因为做外贸销售，和客户之间的业务往来难免会出现时差的问题，所以，加班和熬夜便成为一种生活常态。因为作息时间一反常态，三餐也就自然不规律了。

2020年9月的一天，单位体检时，我突然被确诊为乳腺癌晚期。医生给出的方案就是：要想争取到手术机会必须先化疗。

常规检查必不可少，各种抽血检查、磁共振增强扫描、发射型计算机断层成像（ECT）全身骨显像、全身彩超（包括心脏彩超）、腋下针刺活检、肿块活体穿刺活检、彩超穿刺活检、基因检测……一系列的例行检查之后，便遵医嘱，开始了人生第一次单周小化疗。

医生说给我用药已经控制在最少量，我明白这话是对于肿瘤医院而言。但是对于我来说，已经是忍耐的极限，我的血红蛋白值只有6.9克（正常应12克）。墨菲定律中有一条，越担心的事越容易发生。果然，化疗第一天就引起了肠梗阻，我用了10支开塞露，喝了3份做肠镜的灌肠药水，连续四五天，不仅没有大便，连小便都快没有了。人体本身排毒排不出，又有化疗药物滞留体内，我想：完了，再化疗下去，肯定要死人的，当机立断，停了。

并非每人都有资格劝慰

医生、护士、家人、好友、同事，很多人劝我：化疗就是这么辛苦，没有苦中苦，哪有甜上甜啊？你要坚强啊……

病不在她们身上，她们自然是无法感同身受的，劝慰自然也是苍白无力的。所以我那个时候最讨厌听到人家对我说"加油"，因为我根本没有油可以加！我并非弱小矫情，我工作很认真很负责，加班是家常便饭，如果不能吃苦的话，这份工作我早就辞了。如果给我缓冲和抗争的机会，我愿意迎风而上。可是这个化疗，一下子就把我打倒了，因为力量太过悬殊，完全就是婴孩和巨人之间的 PK（对决），我根本没有还手和喘息的余地，直接被揍趴下躺平。

选择容易，放弃难啊！放弃了化疗，接下来何去何从？完全没有方向！不化疗肯定不行，化疗"挂"得更快……

To be or not to be？我也陷入了哈姆雷特的焦虑中……

我要迎难而上

我开始翻阅查找大量资料，想要找出一条适合自己的治疗方案。但我依然不知道找谁，去哪里找？找到之后是否还化疗？化疗时是否可以回避痛苦？

我的外公生前是上海中药三厂（现更名为上海雷允上药业有限公司）的负责人，受外公的影响，我突然想到：中药是中华民族的瑰宝，生活在中国，西医走不通时，也许中医有办法。

顺着这个思路走下去，忽然想起在电视节目"X 诊所"系列中曾经好几次请到上海中医药大学的一位教授，风度翩翩、人格魅力非常的儒雅学者。于是我就花了周六周日整整两天的时间，通过上海中医药大学官网、微信公众号、微博，甚至查了小红书

癌症疗愈录——肿瘤门诊叙事纪实

和抖音，终于搜索到这位教授的名字——何裕民，继续聚焦，最终找到了他的新浪官方微博。

微博上读了他的大量文章之后，有些观点给我重重的一击，比如：患者并不是死于"癌症"，而是被"癌症"给吓死的；很多癌症是累出来的……

这，不就是我吗？

当时电视上只介绍他是大学教授，我想，教授无非是做做科研，带带博士生，应该不会对外看诊，但是抱着寻找救星的心理，还是试着联系了一下，没想到还真的预约上了。

被教授骂了一通

难以抑制内心的激动，参加了人生第一次圆桌面诊。

我主诉：单身，没结婚，没生孩子，那么多人做了手术，都以为恶性，结果开出都是良性；那么多人做了化疗，依然还会复发。既然是良性，我何必挨一刀？既然不起作用，我何必多此一举呢？何况我贫血、白细胞也低，本身身体素质就差，我真的是一个不能承受化疗之重的人，您就让我带瘤生存吧！

何教授大概看出了我对化疗的恐惧，握着我的手，微笑着说：小夏，你来找我，就说明你相信我。相信我，就要听我的话。一定要去化疗，我答应你，我和我的团队，保证能帮你平安度过化疗，从而顺利手术。

电视上教授说话是很精炼、很有逻辑的，可是那天这句话，他连续讲了 3 遍。之后，又给我讲了上海、济南、昆明、重庆的几个例子，正反都有，他只是叙事，并没有表态，可我却领悟得明明白白。

我不知是被何教授骂怕了，还是被他专业地剖析折服了，抑或被他信誓旦旦的承诺信服了，当天，我便带着何教授给我的零毒疗法的"秘密武器"开始了长达 8 个疗程的新辅助化疗。

外公在天显录

中药吃了四五天以后，就开始化疗了。

还记得化疗第一晚，我躺在病床上正在刷抖音，突然之间，牙疼了，接着正像我担心的一样，头疼、肩膀疼、腰疼……像海啸一样，排山倒海地扑来。我想：完了，完了，化疗的副作用还是如期而至了。可是何教授答应过我"绝对没问题"，难道我真的扛不过化疗这关吗？刚想到这儿，也不过三五秒的时间，以上各种疼痛忽然间就消失了，过了一会儿，还是没有。到了半夜，还是没有。接下来的多天，依然没有。当然，此后，再也没有。

除了内服药之外，何教授还给我开了一种外敷药（经典消瘤方），敷上去之后，肿块处会有种极细微的针刺收缩的感觉，还有极轻的"刺啦刺啦"声。我当时真心觉得我的医助倪芳（何教授的每一位患者都会配有一位专职负责的医助来全程跟踪监测病情）太谦虚了，她当时只是告诉我，用了外敷药，可能会有些效果。什么叫"可能会"？什么叫"有些效果"？简直是效如桴鼓啊！

8个疗程化疗虽然变成了光头，可是我的头发在第3个疗程的时候就已经长出来了，以至于进入病房手术前，我的管床医生很稀奇地问我："你不是有头发吗？干吗还戴假发？大热天的你不热吗？"……

感谢外公的在天之灵，让我选择了中医和中药！

西医医生闻了闻我掉下的中药包

我并没有像我以为的那样：全身水肿，肿成大头娃娃。我化疗期间，不但没胖还瘦了几斤；

虽然两个大拇指和大脚趾有点发麻，并没有麻到跌跌撞撞甚至需要坐在轮椅上专人推拉的程度；

虽然两个指甲颜色变深了一点点，并没有发黑，没有化脓、

癌症疗愈录——肿瘤门诊叙事纪实

融化；

虽然流了几天鼻血，有一点肌肉酸痛感，并没有痛到四肢都不能伸展；

也没有病友说的化疗结束后手脚冰冷，大夏天都要穿厚袜子……

就这样，在"零毒疗法"的扶持下，我几乎是全须全尾地完成了 8 个疗程，所有的化疗副作用好似对我都温柔以待。

直到我手术，主治医生团队来查房，我的外敷药很不合时宜地掉下来了。一位女医生捡了起来，问我这是啥，我如实讲了。没想到，她放在鼻子上闻了闻，说：很好闻，哪里开的？方子能告诉我吗？

被人误会也美丽

化疗到手术，从头至尾都是我一个人去排队，去挂号，去配药，去做各种检查，完全不像一个患者，以至于每次去化疗，门口的实习医生和保安都会问我："你是患者还是患者家属？你是家属对吧，陪客单出示一下！"

"我是患者。"我回答得很有底气。

"哦，你是患者家属……你是患者？化疗单给我看！"

被当作患者家属，这不是咒语，而是误会。而这个误会，却让我感觉从未有过的美好，原来，没有精心设计过的误会，还可以这么美丽！

一个"土得冒烟的团队"

每个疗程伊始，我都去找何教授面诊，平时我则找孙娜娜医生调方。娜娜是一位非常漂亮又年轻的医生，每次我把化疗当中遇到各种稀奇古怪的困惑向她倾诉，她都非常耐心地帮我解惑，经常不知不觉就过去一个多小时。一位中医医生把我所有的病灶、病状、病因、病原、病史，都讲得清清楚楚、明明白白，而且学贯中西，通俗易懂。

有一次，我因为对化疗后期是否要继续的迷茫和对手术未知的恐惧，向娜娜倾诉，她那双明亮的大眼睛温柔又坚定地看着我，对我说："别怕！这些都不是问题，你现在只要坚信你自己一定可以完成化疗，完成手术就好了，其他的都会迎刃而解。"她一边说一边拍拍我的手，继续说道："放心吧，我们最起码还要陪你到八十岁呢！"被她这样一说，我顿时就不再害怕了。是哦，管它什么 5 年生存率，10 年生存率，我只要好好治疗、认真喝药，人生的道路还很长，很美好呢！

还有一次，我在候诊时，一位 50 多岁的患者在她丈夫的陪同下，正由孙医生接诊。因为妻子患有早期老年性痴呆，丈夫便显得有些不耐烦，时不时在妻子的头上指指点点，不停地对她骂骂咧咧。当时，孙医生实在看不下去了，对这位丈夫说："先生，您对妻子可以'只说不指'吗？虽然她有些老年性痴呆，但她已经努力恢复得很好了，她也需要尊重，也能感受到被尊重。再说，她没得病前为你们这个家庭付出很多，现在她不过就是生病，您就这样对待您妻子吗？如果您再执意不改，我们这里不欢迎！"

那是我第一次见到孙娜娜医生的义正词严，平时她总是笑容可掬，热情洋溢。

我有种莫名地震撼，平时只知道何教授厉害，但是没想到这样年轻的医生也是如此的善良、正直和果敢！

不论是说话一针见血的陈秋月医生，帅气温柔的杨涛医生，还是和可爱皮皮熊搭档的金泉克博士，专门针对肿瘤患者饮食的美女营养师……他们极其专业又认真耐心地解答总是让我不再焦虑，心安神定。

不论是专业知识，还是服务态度，何教授的团队都让我不由自主地对比起肿瘤医院医生的"三不够"：

1. 不够耐心，常常患者话没说完就结束问诊。

2. 不够真诚，有问题就命令去做检查。

3. 不够信任，只相信检查报告，患者的直接反馈并不重要。

当然，我也能理解医生，医院的患者多如潮水，医生光开药都来不及，更谈不上静心、细心，一切都照着治疗手册走就是了。

而何教授眼里除了"有病"，还"有人"。所以，他的团队医生眼里才有"病"、有"人"、有"病人"。他们都穿着白大褂，却像一片黑土地，黑黝黝的，软绵绵的，无声无息，却又蓬蓬勃勃。何教授播下了仁爱的种子，团队结出了仁爱的硕果。

这让我想起了牛津大学的导师总是召集少数学生，向他们"冒烟"。凡人这样有系统地被人"冒烟"，四年之后，自然成为学者。千百年来，无数精英从牛津教授小屋里的烟熏雾绕中走出来，而培养出如此众多精英的关键就是导师的熏陶。

这个团队是一块肥沃的黑土地，滋养着广大的肿瘤患者，教授向他们"冒烟"熏陶，他们又向我们"冒烟"熏陶，他们真是"土得冒烟"！

如果我是电视制片人

1895 年，林语堂出生于福建漳州一个贫穷的牧师家庭。祖母是一个虔诚的基督徒，父亲则是一个乡村牧师。

鼓浪屿上现在还有林先生的故居，瞻仰者都可以看到他家墙壁上同时挂有基督教和儒家的对联。先生的童年，父亲一边带着全家去教堂做礼拜，一边在家里打铃上课，教授孩子们四书五经。这看似矛盾的中西合璧的教育模式，为以后林语堂亦中亦西的文化观，打下了基础。

在古典书籍中，林先生尤其钟爱《红楼梦》，《红楼梦》丰富了他对中国文化的见地。林先生后来所著的《京华烟云》发表后，引起轰动，被称为现代版的《红楼梦》。

我曾多次幻想，我下一份工作要做个电视制片人，好好策划一场活动：邀请肿瘤医院的西医生和有何教授这样学术造诣的中医，同台对话，他们的患者最好能够一起参与。

让东方听见西方的声音，西方也能见识东方的智慧。因为不管是东方的，还是西方的，都是世界的；

让患者听见医生的声音，也让医生了解患者的苦衷。因为不管是患者的，还是医者的，其实都是人类的。

正如林语堂所言：东方文明就像一个美人，并且在西洋最名贵的美人玛利亚之上，因为后者是一个麻脸的美人，近睹则百孔千疮。

不知，此生，我的这个愿望能否实现？

星空中有一颗在守护你

我们每个人的人生都不会一帆风顺，无论何种境地都不要丧失信心，不要绝望，因为在绝境的黑暗中，你会看见你的守护天使，她们要带给你的是全新的自由、乐趣、希望和力量！

医 者 点 评

此案例原本不在此书收录计划中，因为康复时间不算长。按策划要求，本书收录的都是康复多年者。但从目前状态看，我们对夏女士的长期康复充满信心，能够为其持久地保驾护航。因为其疗愈过程既有中西医科学技术指导，又有她强大的正性心理之呵护。故虽康复不足 3 年，但我们也收录入此书。

夏女士来求助之情景历历在目——她坐在我诊桌前，言语不多，态度异常明确：要活下去，但拒绝化疗，只想保守治疗。她胸前挂着十字架，交谈中得知其有一定的文学修养。仅一次化疗就把她打趴了，可是，主治医生告诉她需化疗 N 次。

我检查了肿瘤：肿块巨大、红肿、弥漫、质地硬，也许化疗一次后停了长久之故，情况十分错综。即使化疗后缩小，手术难度也不小。我们非常清晰地知道仅采用保守治疗的后果，因为乳腺癌和其他癌不一样，尤其是年轻的乳腺癌。**乳腺是激素的靶器官，激素又受情绪影响，四十岁年龄段的女性不可能规避情绪起伏波动。故，一旦明确乳腺癌变，仅靠保守治疗，就是重蹈陈晓旭之覆辙。**这类情况非常常见，几乎没有例外。

一旦六七十岁朝外，如果可疑乳腺癌变，不想手术（或不能手术），索性就别穿刺检查了，那张纸不捅破，也许更好！

因此，初诊时，我非常明确地告诉夏女士："我们愿意尽力帮你，但你不做手术，我只能确保你活个十年八年！如果你认为够了，那无所谓。但还是要严肃地告诉你：后阶段你胸口会烂，会溃破，会有臭味。此时，手术时间窗已关闭，这种情况我们见多了。最合理地抉择还是化疗，我和我的团队会尽力想法呵护你、帮助你，让你安全渡过化疗关。"

当时，她压根儿没听进去我们说的这些话，因为满脑子想的就是排斥化疗。我遂善意地反复相劝，强调加保证多次。她总算接受，悻悻而去。后来，诚如她文中所述，在中医药呵护下，她的化疗过程出奇的顺利。

几次化疗后，我们确认她已符合手术条件了，惜那时又遭遇突如其来的全球疫情，只能延迟。我强烈要求她主动找医生，尽可能及时手术。手术完成后又面临同样问题，因为理论上说她病灶很大，需要放疗。这时，就不必再勉强了，因为检查提示局部没有拖泥带水，且创面恢复得很好，只是主张定期观察即可。到现在为止，她没做过放疗。内心强大的她，可以说已康复得很好。她的康复过程，凸显了心理的、认知力量强大的重要意义，无论如何强调，都不为过！

夏女士晚期乳腺癌的康复，还有两个有趣点值得一提：

一是她的宗教信仰。我们早就注意到，肿瘤患者中有宗教信仰者，且是真正的宗教信仰者，往往康复效果要比没宗教信仰者好得多！因为信仰是种支撑力量，常能给人希望，给人终极关爱。在笔者主编的《现代中医肿瘤学》（2005）中，就非常明确强调这一点。当然，须特别指出的是，那些功利性的宗教徒，不在其列。

二是治疗及康复过程难免有起伏波澜，包括出现"反效果"心理定律等。她文中谈及的小插曲就是典型——她听了劝告后接受化疗，"记得化疗第一晚，我躺在病床上正在刷抖音，突然之间，牙疼了，接着正像我担心的一样，头疼、肩膀疼、腰疼……像海啸一样，排山倒海地扑来。我想：完了，完了，化疗的副作用还是如期而至了。可是何教授答应过我'绝对没问题'，难道我真的扛不过化疗这关吗？刚想到这儿，也不过三五秒的时间，以上各种疼痛忽然间就消失了，过了一会儿，还是没有。到了半夜，还是没有，接下来的多天，依然没有。当然，此后，再也没有"。这变化过程描述得客观却又点睛——"突然之间，牙疼了，接着……头疼、肩膀疼、腰疼……像海啸一样，排山倒海地扑来"。"刚想到这儿，也不过三五秒的时间，以上各种疼痛忽然间就消失了"，"此后，再也没有"。这是敏感者常有的一过性表现，其实是典型的"反效果"心理定律。此时，正确信念一旦占据主导的话，往往转瞬即逝；否则症状会固化，甚至终生存在。

所谓的"反效果"心理定律，是指人们越害怕的事，越容易变成现实存在。现实中人的大脑常常受该定律支配着。解决方法有很多：包括借助"思维逆转"，发作当下，把聚焦于消极事件的意识努力转向积极事件；包括"强迫"自己做一些力所能及之事，如看电视、与朋友打电话等；也包括转移注意法等。至于夏女士借的是哪一招，应该是转移注意法，不知不觉中各种疼痛忽然间消失了，且"再也没有"出现过。这或许也与我们事先反复强调能够给予保驾护航，不无关系。

因此，很多情况下，我们强调"从'心'治癌"。

相信夏女士的精彩肿瘤叙事，可以给人诸多教益及提示！

编者感思

此文，我连看了三遍。

第一遍，我笑了，被夏女士的诙谐幽默逗笑了；

第二遍，我哭了，没想到推而广之的化疗技术，带给患者如此大的痛苦；

第三遍，我惊呆了，没想到很多生命本可以起死回生。

使用 QQ 社交的年代，我的个性签名是：看见大夫诊室里的花枯了，千万别进去。

最初看到这句话时，有些疑惑。做了多年的老师，才发现有些同事，为了追求班级均分，置学生的兴趣于不顾，每天重复的都是机械乏味的死知识。看着同事，艴然不悦，却又无可奈何；看着学生，悲天悯人，却又爱莫能助。

后来接触的患者多了，发现患者的抱怨，大多和夏女士大同小异：医者"三不够"，患者"多无奈"。

推己及人，深有同感。**如果医生眼里有生命，诊室里的花儿自然不会枯萎。反之亦然，花可以养死，人可以误死。**

夏女士痛苦过，绝望过，彷徨过，求助过，醒悟过，震撼过，所以比较过，得到过：**患者的心理需要倾诉，灵魂需要安抚。患者是人，医者是人，"人"和"人"的交际，不是单向的，而是**

双向的；"人"和"人"的关系，不是隶属的，而是平等的。

夏女士眼里有人，有个人，有他人，有社会人。所以，读她的文字，不难发现，她不是在一诉苦衷，而是在传授体验。也许她自己都不知道，其实，她捧着滚烫的"人心"，带着赤诚的"仁意"；有了"仁意"便长出了翅膀；有了翅膀，自然会与天使不期而遇。

癌情概述

总体上，乳腺癌属于高发癌，在中国占据女性癌症发病率第1位，而且有越来越高发的趋势。乳腺癌一般属于容易控制的癌种。近40年来，中国乳腺癌的治疗水平有明显改善，90%以上的乳腺癌患者能够活过5年。即使晚期乳腺癌，如果合理积极地综合治疗，也能很好地康复。

有一份研究资料提示，已是晚期乳腺癌，近80%的患者能够活过10~15年。然而，临床观察表明：情绪→激素→癌细胞进展之间，在本病尤其存在密切的关联性。因此，调控情绪是关键的关键。故我们对乳腺癌（推而广之，对多数女性癌症）患者十分强调"别烦，睡好"，调控情绪！

乳腺癌与现代生活方式密切相关。近年来，不仅数量明显增加，发病年龄也越来越提前。临床调研发现，在相同年龄阶段，不同年份出生的女性，其罹患乳腺癌风险是持续升高的。60后出生的要比50后的风险高，70后的比60后的风险高，80后的比70后的风险高，90后的比80后的风险高。

早在19年前（2004年），我们就发现在中国深圳等地有"乳腺癌30岁现象"。这些女性一般都十分优秀，但性格急躁，再加上生活/工作压力重，或争胜好强，精神压力过大，可导致多种精神和心身病症。如长期压力过重及拼命挣扎，难以及时释放，则易出现情绪不稳、失眠，甚至导致内分泌紊乱，时间一久，则易促成乳腺癌"造访"的情况。因此，针对这类人群强烈建议：改变不良生活习惯，合理膳食，善于随时释怀，调节自身心理状况，保持良好心情，避免长期过大的精神压力！

拆迁后的哲思

—— 由怒得病，学会包容后悠然
安度16年

朱女士

年龄：61岁

职业：保洁员　　地区：江苏常州

叙事要点：勃然大怒后的乳腺癌患者，调整性情后顺利康复16年。

患者自述

从鱼虾摊到展览馆

2007年8月之前，我在常州某区从事水产生意，每天凌晨两点多就要起床，去凌家塘农副产品批发市场，批发各种鱼虾蟹贝，回到菜场的摊位，等做好充氧、捕杀、销售、找零各种准备后，天才蒙蒙亮，如此循环，春夏秋冬，风雨无阻。

虽说也能够赚钱养家，可是漫长而又湿冷的冬天实在难熬，北风呼啸的夜晚，千家万户还都在熟睡中时，我已起床坐在了冰冷的机动三轮车座上，进货入货，还要沾水，嘴唇冻得发紫，牙齿冻得上下发抖，已是家常便饭。

由于担心长期下来，会患风湿骨痛，又恰逢常州某展览馆开馆招聘保洁员，就在关键节点报名了，还应聘成功了，就这样，我"跨界"了，对于工作环境而言，这一步"跨"得有点大。

被蜜蜂蜇了一下

10月的一天，我在拖地的时候，忽然感觉左边胸部有一阵刺痛，像针扎一样，又没有针扎那么持久；像被蜜蜂蜇了一下，又没有蜂蜇的那种胀痛。

把这种感觉向同事描述了一下，同事建议我到医院里去查查，我就到二院，导医让我挂乳腺外科，医生摸了摸，按了按，说有肿块，不能滑动，需要马上住院开刀。我想开刀就开刀吧，一个肿块没什么大不了的事。医生让交 1 000 元押金，可我身上只有 600 多元。经过协商，同意我交 500 元押金，再加上常州某展览馆刚刚给我交了 60 多天的医保，就这样我办理了住院手续。等术前各项检查做下来，医生又说：这是恶性肿瘤，不仅要开刀，还要切除乳房。

我懂得，恶性的，其实就是癌症，癌症就是不治之症。这对我来说，就是晴天霹雳，天都要塌下来了。我毕竟才 45 岁呀，如果 65 岁，我也就认了；我有 2 个女儿，老大刚上大学，老二才上小学。如果女儿成家立业了，我也就认了；我的老公是双目失明的四级残疾人呀，如果老公能抚养孩子，我也就认了；一家人全靠我一个人挣钱撑起来，如果我已财务自由，足以继续支撑，我也就认了……

手足情深，我的大姐、二姐、哥哥、嫂子懂得我的崩溃，相约一起来看望我，并安慰我：别急，开掉了，慢慢养养就会好的。再说，得这个病的人多得很。

在亲人的鼓励下，10 月 31 日，我还是接受了手术，手术中没有想象的那么害怕，因为我已经接受。切下来的肿块不算大，1.5 厘米左右，但是很硬。

拆迁害了我

病床上比菜市场安静得多，望着天花板，我不禁回忆起了过去的四五年时光，希望能从中找到病根……

2002 年之前，老公老家所在的某镇属于原武进市（现武进区），2002 年划归为新北区管辖后，某镇也就从此踏上了发展的快车道，比如沪蓉高速（G42）就穿镇而过。

老公兄弟两个，父母有栋两层小楼。2003 年，因城市建设需要，小楼被拆迁，本来可以获赔两套房，按照人之常情来说，兄弟俩一人一套。可是有一天，公婆告诉我：这个房子你们也别要了，也不要你们养老了，全部给弟弟了……

我一听，火气不打一处来，养老归养老，家产归家产。就算不分家产，养老也是我们应尽的义务；就算我不尽养老义务，该分的家产也得分啊。就算照顾弟弟，也得跟我商量，经过我的同意吧。更何况，弟弟还开着厂，比哥哥年轻，又比哥哥殷实，岂有此理？

我连生意都不做了，拼尽全力在婆婆面前大哭了一场，大闹了一场，但是丝毫不起作用，因为签字后，等于生米煮成了熟饭。

结果非我所愿，努力又不能改变，这一下，就更气了。一连几个月，心头就憋着一股气。看老公，满是怨恨；看孩子，也不顺眼。干什么都是重重地用力，猛猛地一甩……

或许，此刻躺在病床上，和这一段经历有直接关系吧。

唉……不但没得到房子，还得了病……

救命声引来了围观

手术以后医生对我说："你两个指标阴性，一个指标阳性，要化疗加靶向药。"问了一下价格，靶向药赫赛汀每个月要近 3 万元，一年就要 30 多万元，且医保不能报销。我家哪有这么多钱呀？就算拿出全部积蓄也不够；就算够，我也不可能舍得花呀，毕竟一家四口，都张着嘴等着这些积蓄养活啊……

再三考虑后，我选择做 6 次化疗。

第一次化疗，同期病友反应都相当剧烈，拉的拉，吐的吐，而我几乎没有太多的不适。

可是 7 天过后，也就是她们的第一个疗程过后，可怕的反应还是到来了。吃东西吐东西，喝水吐水。肚脐下面的小腹剧烈疼痛，像小肠被往外抽，也像有双手在给我的小肠打结。我由躺着改为坐着，由坐着改为趴着，没有丝毫缓解。医生给我用遍了所有的止痛针，都没用。我只好蹲着，大声呼叫"救命"，隔壁和走廊上的病友都被我惊动了，她们纷纷聚集而来，向我投来惊诧、怜悯又无助的眼神。

姐姐看我白细胞已经降到700多，打了30多针升白针，还是没用，又多天滴食未进，就托人到中医院给我开了中药调理调理。

因为住院期间医院不让吃中药，而每次出院回来，在家也就休息7天，所以服药可以说是断断续续，并没感到有明显的效果。

老头掐得我信任了这个团队

7月，有个病友告诉我，上海有个名医会到常州来坐诊，一年2次，姓何，在常州有工作室，在和平北路火车站边上南山药店，6月刚刚来过，平时还有团队的其他专家来常州。

于是我根据地址找到了他们工作室，接待我的是王东径主任，她真诚、朴实、热情、友善，娓娓道来肿瘤康复的理念——零毒疗法，我将信将疑地挂了他们的专家号。

因为长期化疗，第一次去时，左胳膊一直抬不起来，而手术医生又反复交代要多做"爬墙"练习。所以，我就先给当时给我看病的上海中医药大学戴龙瑞教授诉苦，戴教授看了我术后的处方后说："方子里含有人参，现阶段不适合你吃，要立马停掉。疼痛的症状，你别急，不出3次，就让你抬起来。"

说后，他便用大拇指分别按压我的合谷穴，还有颈部、腰部、小腿处不知名的穴位，教授看起来虽然有些年纪了，但手头力量很大，按得我痛得嗷嗷直叫，他趁我叫的时候，猛地把我的右胳膊用力一拉，一瞬间，我的左胳膊就好多了。就这样，经过两次拉伸理疗后，胳膊真的抬起来了，这一下子让我对中医深信不疑。

12月，在常州南山药店，终于见到了何教授，他看了我的各种检查报告后告诉我："你虽然是两阴一阳，但也是小癌，不算病，中药调理调理就好了，不要有压力，心情好才是第一良药。"

就这么一句话，引起了我的共鸣。自己是因为生气而生病，何教授让我"莫生气"养病，这不一下找到我的病因，说到我的心坎儿里了吗？

此后，何教授每年来常州巡诊，我都必到，从南山药店到第一人民医院对面的迎春大楼三楼源盛堂中医门诊部。我复查从最初的 3 个月一次，到半年一次，最后一年一次，每一次检查完总是第一时间把报告发给王东径主任，没问题时她都是一句"恭喜阿姨，一切都好"，偶尔有点小问题时她总会给我找解决的办法。

其中就有一次，那是 2012 年的夏天，我突然摸到左胸壁上有一个 2 厘米大小的硬块，检查也不能确认是什么东西，我想是不是转移了，当时还是非常害怕的，告诉王主任，王主任安慰我说："别急，我们找何教授想办法。"正巧那时赶上何教授又来常州巡诊，何教授像往常一样宽慰我说："别急，我来给你处理。"之后给我开了汤药，还开了外敷药。到家后我就开始认真敷药，2 个月时间肿块真的没有了，我真是太幸运了。

16 年来，除了何教授给的药物治疗，我还在这个团队里获得了更多非药物治疗的方法，特别是生病后的头几年，经常参加他们组织的各种活动，像每月的重生生日会、节日聚会、春 / 秋游、各种知识讲座等等，让我认识了很多同病种的朋友，增强了信心。学习别人康复的好经验，同时在活动中也学会了如何饮食，如何锻炼，如何看待肿瘤等知识以及实用的方法。

我最近（2023 年 1 月）又做了一次较为系统的检查，所有指标及影像学检查等都很好，说明我康复已愈 10 年了。

幸，还是不幸?

身体好了，我别提有多高兴了，走路感觉脚底生风，干活感觉力可拔山。所以，从常州展览馆退休后，我又找了一家私企，再次干起了保洁。

大女儿早已研究生毕业，如今在南京工作并有了家庭。二女儿也考取了编制内的教师。当初以她们为忧，如今以她们为荣。两个孩子都劝我，退休金已经足够生活，不要再干体力活了。可我在干活时，总觉得活着是一种快乐，能干活更是一种幸福。现在依然每天工作 8 小时，从未感到有丝毫的疲劳。难以置信的是，今年年初的新冠病毒我也未被感染，平时别人感冒，我也从来不会被传染。

患病是我的不幸，不幸中找到了良医良药，又何其有幸!

哥妹四个，三个结果

我家是一个特殊的家庭，我查出乳腺癌后，哥哥姐姐也相继生了癌，哥哥是食管癌，两个姐姐都是卵巢癌。大姐确诊为卵巢癌后，最初没当一回事，一年以后就转移到了肝脏，属于晚期，常州某医院已经给她下了病危通知书。我赶紧带她去上海看了何教授，教授给她用了外敷药，在中药的调理下病情越来越稳定。后来，大姐虽然走了，可常州的主治医生说，比预计整整多活了5 年。

二姐确诊卵巢癌后，化疗的同时开始接受何教授专家团队的治疗，一边化疗一边用何教授的零毒疗法，2021 年检查时，各项指标已接近正常。可是她听别人说"吃山芋可以治癌"，就连续吃了 8 个月，其他任何食物都不吃，体重急降到 80 多斤（40多千克）。

我看不下去，就劝阻她，可她坚信山芋的无公害，坚信红薯当中含有去氢表雄酮，坚信能够有效地预防及治疗各种癌症。所以，任何人的话都听不进去，包括先前何教授给开的中药，也停了。

8个月后一查，癌不仅没有被治好，还出现了全身转移。后来又开始服用何教授的中药加外用药，同时化疗，病情又慢慢好转起来。

哥哥食管癌，医生说：指标高的话，就要化疗。后来吃了何教授中药后，指标就下来了。

兄妹四个，我第一个生病，结果我现在身体最好，其次是哥哥。大姐因为发现即是晚期，比预期多活了5年。二姐因为道听途说的民间偏方而导致病情反复。

医 者 点 评

朱女士是我较早诊治的患者之一。早先她找我频繁，因康复良好，近几年来往有所减少。但她们兄弟姐妹的案例却有提示意义——不仅是因为四人都罹患了癌，还因对中医药的不同态度，产生了不同治疗的后果与命运，有着鲜明的提示意义：表明系统的中医药治疗可获得良好效果。当然，这里强调的是合理、适度、科学的中医药治疗。对民间及坊间传闻的各种秘方等不在其列，须有所甄别。

坦率地说，中医药对癌的系统认识与治疗并没有多久的历史。中国人真正意识到癌的巨大威胁，也就是近四五十年（20世纪七八十年代后）的事。以前有记载，有涉及，也有治疗，但只是无奈应对而已。如《黄帝内经》中就有关乎癌的内容，却并非系统完善的有效治疗。故，历史上并没有多少经验可言。如此，早先人们才会认定癌是不治之症。而坊间所谓的古方验方或家传秘方等，很多只是以讹传讹之说，甚至是唬人的商业技巧，背后可能是陷阱，不可盲从，更不可迷信而错失良好治愈机会。朱女士兄妹们的案例，就是一面很好的镜子。

朱女士四兄妹的实例确实可能与基因有关。其实，就朱女士而言，她的发病还和人们很早以前就提出的两个癌症理论有关："土壤说"和"二次打击说"。

所谓"土壤说"，**相关基因就是适宜癌生长的"土壤"，但"土壤"只是适宜生长的条件之一；不是说有了某基因，就一定会发生癌性病变；改变生活方式，进行合理治疗等，都有改善"土壤"之功。**这也是改变生活方式、进行中医药等合理治疗的意义所在。当然，改变"土壤"是个漫长过程，细水长流，且涉及方方面面，包括饮食起居、精神心理等。

其次，就是"二次打击说"，**有适宜土壤，再经历二次甚至多次打击，可触发癌的进程。**朱女士就很典型，她的挫折感、生气、大怒，因拆迁分房不合理诱发的强烈情绪刺激等，就是典型的"二次打击"。当然，"二次打击"的后果一般不会瞬间出现，常有一个孕育过程，往往需经历两三年，甚至三五年。因为启动癌症进程，到出现可感知症状或体征，常需经历一定的发展时间。该时间之长短，因人而异。

其实，**笔者一直认为癌不是一种病，只是一个概称，一类病症的笼统称谓。**细分之，有300多种不同情况。我的这一观点早期呼应者不多，近期越来越受医界认可。它的共性特点只表现为细胞不受控制地疯长；且可能到处乱窜（转移），从而威胁生命；针对癌的这一本质特点，我们强调需区别处置。而**改善"土壤"、规避多次打击，则是共性对策所在，**也是中医学纠治及生活方式改善的意义所在。随着科技发展，西方医学总希望用"一剑封喉"方式，借基因或某靶点来解释并解决所有癌问题，有时的确短期很有效。但"土壤"不改善、"打击"不规避，难免陷入"春风吹又生"的尴尬境地，临床则表现为反复复发、转移等。

讲到红薯，还想讲个故事。20 世纪 90 年代末我曾临床遇到一奇怪现象：一段时间内来就诊的癌症患者，很多人都肚子胀，觉得好生奇怪。仔细询问原因，才知道就在不久前，上海最有影响力的晚报发表了一篇文章，说红薯抗癌怎么好、怎么好……因此，他们个个把红薯当成宝，大量吃红薯。其实，对很多坊间及社会说法，要有科学眼光，学会审视及分析，没有某单一食物能抗击所有癌。所谓**抗癌饮食，首先强调的是均衡及多样化，综合而适度，那才是合理正确的饮食方法**。对此，暂先按下不表。需要者，可参见相关的癌症饮食指导类书籍。

编者感思

关于生病：

朱女士兄妹四个无一人能够幸免患癌，我无法断定是否与家族基因有关，但可以肯定的是，生气和郁闷对于生癌起到了诱因或者促发作用。

"闷"是形声兼会意字。以"心"作形符，表示与心理有关，声符"门"一旦锁上，就有被围困在里面的意思。人若被围困，就会觉得受压制，不舒畅，不痛快，造成了闷气、烦闷、苦闷、郁闷、忧闷、沉闷、气闷、闷闷不乐……

《素问·玉机真藏论篇》指出"忧恐悲喜怒，令不得以其次，故令人有大病矣"即是此理，"忧恐悲喜怒"五个字，其中有四个都含有"心字旁"或"心字底"。

"郁"字可谓"闷"的胞胎，常常组合出现。"郁为百病之源"，"百病皆生于郁"。

朱女士先是不解，再是不愿，最后不甘，所以，先惊愕，再郁闷，最后愤怒。《血证论》一书说："医家十剂之功，败于病家一怒。"《黄帝内经》也指出"暴怒伤阴"，说明过度的愤怒会伤及阴液津血，导致机体阴阳失调，从而发生疾病。

综上所述，拆迁赔偿一事，应该是朱女士的病因，或其一。采访毕，我问起朱女士是否对当年"大闹婆婆宫"后悔时，她很快予以肯定，并自嘲当年的无知。

关于治病：

红薯因生长在地下，可以算是绿色无公害食物。我对它再熟悉不过，童年的我，从地表的裂痕即可断定红薯块的大小，屡试屡验。

清代王士雄在《随息居饮食谱》记载："番薯煮食补脾胃，益气力，御风寒，益颜色。"

《本草纲目拾遗》有言："将干小粉筛平板上……晒半干，切如骰子样晒极干，收藏。用时慢火烧锅令热，下二合许，慢火炒，少刻渐软，渐发成圆球子，次下白糖、芝麻，或更加香料炒匀，候冷极浮脆。每粳二升，可炒一斗，芋浆、山药浆俱可作。按此物食之，浓肠胃，健脚力，缩痰涎，解毒活血，甚妙。"

《本草求原》中说："番薯，凉血活血，宽肠胃……和鲫鱼、鳢鱼食，调中补虚。"

如上记载，都肯定了其脾胃功效非凡，但无一提起抗肿瘤疗效。即便有，也应与其他食物联打"组合拳"，轻信仅靠红薯治癌实为荒谬。

《管子·君臣上》有言："夫民别而听之则愚，合而听之则圣。"

中医也讲究"审症求因，辨证论治"。癌症的发生发展有一个由轻到重、正气渐衰、邪气渐长的过程，在其不同的时期，病机略有不同，各期有偏重。近代医家在大量临床实践及实践研究中确定了较为稳定的证候模式，以现代医学方法进行检查明确诊断后，在中医理论指导下，分清邪正虚实，予以立方遣药。

是故，亲姐妹发病一早一晚，一重一轻，早者重者安然无恙，晚者轻者岌岌可危，何也？辨证论治之别也！

癌情概述

乳腺癌临床很常见，而我们也注意到性格、情绪等因素对癌的形成、发展和预后都有很大的关联性，尤其是乳腺癌。可以说，情绪抑郁、易怒等是乳腺癌发病的重要因素。研究表明：情绪抑郁和乳腺癌之间存在明显的关联。

我们临床发现，青中年乳腺癌患者常表现为两大个性倾向：

一种是抑郁型，如《红楼梦》中的"林黛玉"，主要表现为敏感、多疑，有轻中度抑郁或神经症倾向。

另一种是为女强人型，常好胜心极强，且抗压力强，善于自我压抑；常常年龄偏轻。

我们发现：如果患者不善于改善情绪，长期疗效往往不好；性情改善，就有叠加效应，病情明显改善。故我们提出"从'心'治癌"，认为对乳腺癌患者，治癌第一要义是先"救心"，让患者先确立信心，有活下去的坚定信念；然后，情绪才能有所调整，才能配合医生一步步走下去。尤其女性患者，情绪更容易不稳定，喜欢烦恼，常常睡不好。因此，我们特别强调：她们要很好地康复，关键是别烦、睡好，这是提纲挈领性的，很有指导意义。

我是崂山的按摩树

——乳腺癌,活过了15年的
1/16生存者

刘女士

年龄：69岁

职业：工人　　地区：青岛

叙事要点：乳腺癌三阴患者，用不起靶药而康宁15年。

患者自述

汶川地震后，接着是我家

我叫刘某华，今年 69 岁，童年的我在家里是老大，下面还有 3 个妹妹，父母对我们姐妹四个一视同仁，非常疼爱，可谓——

姐妹情深自有缘，相依相伴赋诗篇；
轻香四溢谁堪赏，梦在心中尽秀娟。

长大后虽不富裕，但老公对我很好，我们共同育有一个可爱的儿子。可是命运善始，偏偏不善终，在我 54 岁那年，一场破坏性最强、波及范围最广、灾害损失最重、救灾难度最大的地震袭击了汶川，袭击了我……

那是 2008 年，5 月 12 日以后，全国都陷入无限的悲痛当中，我也不例外。5 月下旬，我右乳突然出现无诱因疼痛，一阵一阵地。最初以为是为汶川哭泣而致，可是到了 10 月 15 日，我突然触摸到右乳有一个核桃大的包块。第二天去青岛大学附属医院检查，钼靶显示：

1. 右侧乳腺 BI-RADS[1] 分类 5，ACR3[2]；右侧乳腺外上象限异常密度影，怀疑恶性病变。

2. 左侧乳腺 BI-RADS 分类 3，ACR3；左侧乳腺内上象限结构改变，怀疑良性病变。

3. 双侧腋下淋巴结轻度增大，请结合临床。

10 月 17 日做了穿刺，活检病理结果为浸润性导管癌。看到这个结果，我感觉五雷轰顶，天旋地转，"5·12"那些倒塌的、血淋淋的画面在我脑中不停地回放……

不会说话的孙子把我从海边拉回

得知结果，我没有回家，而是去了肿瘤病房。一进病房，看到有用绷带吊着胳膊的，有拄着拐杖的，有头发掉光的，还有缺少眉毛的……看到这些，我真的不想活了，想去跳海。整整一下午，我像个幽灵游荡在病房走廊，丈夫给我打了 3 个电话，我一个都没接。3 个电话过后，电话还是不停地响，我茫然地接通电话，丈夫说，孙子从床上掉下来了，头上磕破肿了一个大包，我心疼了，最终还是打车回到了家中。

清楚地记得，回家路上已是傍晚时分，我泪眼婆娑地看着车窗外，小雨淅淅沥沥，对面的车灯、两边的广告灯交织在一起照映在潮湿的路面上，朦胧迷离，内心惆怅不已……

自己的命，自己却买不起

从小体弱多病的我，在 1994 年做过胃大部切除手术，所幸

1　BI-RADS: 是乳腺影像报告和数据系统的英文缩写，为目前乳腺超声诊断普遍应用的分级评价标准。主要根据肿物大小、肿物边界是否光滑、肿物是否有血运、肿物是否钙化、是否有异常肿大的淋巴结等进行分类。目前临床可分为 0~6 七个等级。

2　ACR3: ACR 分级是临床乳腺钼靶检测的分级标准，主要依据乳腺内乳腺腺体含量来定，可分四种类型。A 级为脂肪型乳房，乳腺结构以脂肪组织为主，腺体含量少；B 级为纤维腺体型，成年女性多为此型；C 级为不均匀致密型；D 级为致密型。

是良性病变，经过此一劫难，我对手术更加恐惧了。

在丈夫和儿子的不断安慰下，在大夫的心理疏导和鼓励下，2008 年 10 月 22 日，我还是在青岛大学附属医院做了右乳腺癌根治手术，术后病理：（右）乳腺浸润性导管癌（NOS[1]，组织学Ⅲ级，大小 2.0 厘米 ×1.3 厘米 ×1 厘米），间质脉管癌栓（－）。

10 月 30 日免疫组化检测结果 :ER[2]（－）、PR[3](+++)、CerbB-2[4]（+++）、p53[5]（＋）、Ecad[6]（＋）、PCNA[7]（+++）、D2-40[8]（－）、EGFR[9]（－），（右腋窝）淋巴结内未见癌转移（0/12）。

根据以上数据，医生说需要做 6 次化疗，化疗方案是：环磷酰胺、表柔比星，同时需要用靶向药曲妥珠单抗（赫赛汀）配合化疗。因那时曲妥珠单抗还没有纳入医保，自费需要 30 万元。医生说，我的免疫组化结果不太好，PCNA（+++），表示预后不好，CerbB-2（+++）表示癌抗原强阳性，必须用曲妥珠单抗治疗，光靠常规化疗药是绝对不行的。可是我的退休工资一个月才 1 000 多元，丈夫企业退休，工资虽比我略高一点，但这些钱，我们夫妻俩不吃不喝，也要攒上整整 10 年。就算求亲戚拜朋友，七拼八凑凑够 30 万元，我也不能这么自私，给丈夫和儿子留下

1　NOS：表示"非特异性"，用于指代某种疾病或病理状态的一种不特异或不明确的类型。

2　ER：指雌激素受体，是乳腺癌术后常规检测项目，可了解患者激素受体状态，从而大体确定乳腺癌的分子分型情况。

3　PR：指孕激素受体，是乳腺癌术后常规检测项目，可了解乳腺癌患者激素受体状态，从而大体确定乳腺癌的分子分型情况。

4　CerbB-2：为一种原癌基因，用于乳腺癌免疫组化检查中，根据强度，可分为 0，1+，2+，3+ 等几级；0、1+ 都是阴性表达，2+ 不确定的，3+ 表达阳性。

5　p53：人体抑癌基因，p53 基因的失活对肿瘤形成起重要作用。

6　Ecad：指上皮钙黏素，是免疫组化染色指标，"＋"代表阳性，一般 Ecad 阳性提示非特殊性浸润性癌，小叶癌一般不会阳性。

7　PCNA：指增殖细胞核抗原，反映细胞增殖状态，可作为评价细胞增殖状态的指标。

8　D2-40：是一种特异性淋巴管标志物，有助于判断肿瘤组织是否发生了转移。

9　EGFR：指表皮生长因子受体，若该基因发生突变，表达异常的生长因子受体，从而促进肿瘤细胞的生长。

巨大的债务。

父母已经八十高龄了，知道我得了癌症，拿出全部的积蓄来帮我，但也只有几万元。都说癌症是拿钱买命，可是我连买命的钱都拿不出来。

我决定放弃。

医生给丈夫使了个眼色

丈夫却说：如果 30 万元能买回一条性命，砸锅卖铁也要争取。于是，丈夫去咨询了医生，可是医生说：即便用药，也只有 25% 的生存可能性。丈夫又说：即使只有 1% 的生存可能性，我们也要尽 100% 的努力。

丈夫说得斩钉截铁。

就这样，丈夫硬着头皮，逼着我开始了化疗。

化疗过程如炼狱般痛苦：第一次化疗打到一半的时候，我就开始吐了。化疗结束，我的白细胞降到 1 800，再加上心脏本来就有问题，我被病魔打倒，躺在床下不来了。

第二次化疗前，注射了 4 针升白针后，白细胞勉强升到 3 300。两次化疗后，我的身体更差了，不仅白细胞下降，连血小板也降下来了。准备做第三次化疗前，注射了八针升白针，白细胞还是 1 200，怎么也升不上来。医生对我丈夫说：你们还是回家吧。

让我回家，我感到非常高兴，因为终于不用再遭罪了。

走廊上，我们遇到了主治医生，丈夫问医生：我们才做了两次化疗，以后怎么办？

医生朝丈夫一使眼色，把丈夫叫到办公室去了。

被侍候比化疗更痛苦

办公室里，医生对丈夫说："没办法化疗了，回家等着，靠运气吧。"

丈夫以为，反正是死路一条了，就把医生的话原封不动转述给我了。就是"靠运气吧"四个字彻底把我击垮了，原来我高兴得太早了。本身化疗就是非常痛苦的，那种身体的疼痛，不打在谁身上，谁也无法体会；再加上，我们举全家族之力花30万元买的一线希望，这一下又全部破灭了，这种精神的痛苦，死了都不足以表达。

回家后的我，整夜难以入睡，天天以泪洗面，经过两次化疗，我生活都不能自理了，自己的衣食住行、吃喝拉撒，都由我丈夫侍候。被关爱，是一种幸福；被侍候，尤其是54岁的年纪被侍候，是比化疗更痛苦的痛苦。

死去吧，孙子才1岁，我想看着他长大；

不死吧，我正处于居家过日子的54岁，要被丈夫侍候着变老。

什么是生不如死？这就是！

青岛电视台照来一束微光

12月，一个病友给我打电话，风风火火地说：你抓紧时间打开青岛电视台生活服务频道，还没等我问她原因，她就挂了电话。

打开后，原来是一档《民生开讲》栏目，我看到了一位年轻的教授正在做讲座，这一期，我已经不记得讲的内容了。

后面一期，仔细看注脚的文字，原来这位教授叫何裕民，是上海中医药大学的博士生导师。他说：生病不可怕，癌症也不可怕。我们国家有很多癌症患者，与病痛作斗争，癌症患者并不是一个人在战斗。医学的力量越来越大，癌症并不是不治之症，而是一种慢性病……有些人是过度治疗而死的，百分之……

等我想再看第三期时才发现，这档节目已连续讲了8期，已经结束了。

我迫不及待地让丈夫给电视台打电话，问怎么能联系上这个何教授，主持人王征给了上海的预约电话，我当时就像是打了一针强心剂，恍如黑暗中看到了微光。

戴着PICC[1]的稻草人

2009年2月8日（阴历正月十四），丈夫和儿子两人架着我去了上海，在虹口区民生中医门诊部见到了何教授。当时我体质很差，精神面貌更差，眼窝和双腮凹陷，颧骨和喉结凸出，身材枯槁，瘦得像披着大衣的稻草人。因为PICC管将近2 000元，又不能医保报销，我没舍得拿下。

何教授见到我也明显吓了一跳，他肯定没想到，一个人还可以长成"鬼"的样子。见到何教授，我就哭了出来："何教授，我活不了了，我得了乳腺癌，医院让我做6次化疗，可是我才做了2次就不得不停了。医生让我用曲妥珠单抗，但是我用不起，该怎么办啊？能不能给我吃点药，让我把后面的化疗打下去？……教授，你救救我！"

何教授看了我的病历资料后，说："**不是'能不能'的问题，而是'要不要'的问题**，你这个情况不用曲妥珠单抗治疗的，还没到非用不可的地步。放心吧，我给你出个治疗方案。别怕，癌症只是慢性病，你只是体质差点，吃吃中药，慢慢恢复，病会好的。"

"病会好的"这句话，一下子把我多日来堵在心里的东西疏通了，30万元巨额治疗费造成的压力和痛苦统统没有了，我瞬间轻松了好多。

1　PICC：指经外周静脉穿刺的中心静脉导管，常用于肿瘤科，可避免化疗药与手臂静脉的接触，减少药物对血管的刺激，避免静脉炎的发生，也可减少反复穿刺的痛苦。

千万别做"好"女人

回青岛的第一件事，我就到医院，让护士帮我拔掉了管子……决定跟着教授走。

随即，阅读了何教授的几部著作，如《癌症只是慢性病——何裕民教授抗癌新视点》，让我认识到癌细胞是擅长自我变异的杀手，认识到部分癌变规律，幡然醒悟需从应对战略失败中走出……

尤其是《千万别做"好女人"——女性防癌抗癌新主张》中提到：爱较真的女人易生癌，警示宁可不要"好女人"的虚名、千万别做太较真的完美"好女人"……更让我深有共鸣——

我什么事都想比别人做得更好，从上小学就是这样。自己的拖鞋必须摆成平行线，鞋头全部朝里，鞋口全部朝外。颜色也必须从左到右，从浅到深。牙缸牙具，必须摆放在我指定的位置，牙刷必须头朝下，牙刷把的倾斜方向也必须一致。从结婚到现在，我的床上白天是不允许被触碰的，哪怕是儿子小时候，白天睡着了，我也会把他放在他自己的卧室。丈夫则与我相反，总是显得很敷衍、很随便，为了这事，我常常很较真地与他针锋相对。

现在想想，何必呢？脏点、乱点又何妨？争来争去有何用？如果不是性格使然，或许，乳腺癌也不会成为我的不速之客。原来不想让任何人知道我患病，尤其是知道我有肿瘤病。既然肿瘤也是一种常见病，慢性病，我现在想开了，走出来了，不光不怕别人知道，还会主动告诉别人，给病友分享自己的康复经验。

赚来的命交给了手术刀

也不知自己造了什么孽，2011 年，我又被查出胆囊结石，不算很疼，但经常发高烧。医生建议手术，手术就要剖腹。第一，我做过胃大切除；第二，我做过乳腺手术；第三，我有心脏病，体质也很差。所以，手术难度相对较大，危险性比正常人高很多。

一直拖到 2013 年何教授来青岛门诊时，我把影像报告情况跟教授叙述了一遍，何教授建议我做掉，可我自己还是过不了这关。

2014 年见到教授时，没想到他第一句话就问我："你的胆结石手术做了没有啊？"我摇摇头，他大概看出了我的胆怯，告诉我："现在胆囊手术技术已很成熟，可以做到安全无痛苦，创伤小、恢复快。60 岁之前，你必须做掉。"我不解，问道："为什么是必须？我的肿瘤您不是建议保守治疗吗？""因为你本身是一位肿瘤患者，身上已有癌细胞了，胆囊靠近胰腺和胆，万一发到胰腺和肝胆上就不好了……"

听了何教授的意见，我们去了青岛某医院，主任找我家属谈了整整两小时。家属同意后，主任又找我，我就问他，可否微创？主任说："因为你做过胃大切除，有肠粘连的可能，镜子不一定能进去。你放心，我们医院有一位从美国回来的博士，我让他亲自给你做，看能否剥离开，镜子能否进去……"我反问，进不去怎么办？主任信誓旦旦地回答："我马上上台给你打开……"我想："这不是遭两茬儿罪吗？"准备拒绝时，又转念一想："反正我能活到今天，也是赚来的，相当可以了，就交给他吧……"

等我麻醉醒来时，首先用两只胳膊互相摸了摸，没摸到绷带，我放心了，我知道做的就是微创。

我是 $\frac{1}{16}$

得益于何教授的精心治疗，我已经与肿瘤抗争了 15 年；每次见到何教授，我们彼此都非常开心。他说第一次见到我就像见到鬼一样，现在我恢复得很好，很阳光，他也很开心。而我也由衷地觉得何教授就是我的救命恩人，和我一起化疗的两批病友，共计 16 人，最终只活下了我一个。

15 年来，每年定期复查，各项指标都在正常范围，没有复发转移迹象，目前我孙子已经上初中了，我们一家四代人生活得其乐融融。

我是中医的受益者，感谢中医给了我第二次生命！

医者点评

多年前，刘女士出现在门诊时的印象一直深刻脑海。

那天下午，诸人拥来位骨瘦如柴、满脸菜色、干瘪而行动不利的女性，尤其是还穿了件喜庆、艳丽的衣服，也许是为了"冲冲喜"。严重的恶病质却衣着艳丽，反差之大而印记在脑海，久久难忘。正因为如此，十多年来，我很关注她的精气神。

她是青岛人，此后我们见了不下三四十次面，我每逢青岛门诊，她都会作陪，一次连续两三天，从头陪到尾。干不了其他专业事，她就在旁边抄方，默默无闻地抄，偶尔会插上一两句话。别小看中医抄方，也是颇累人的。这么多年来上海门诊，跟我抄方的博士硕士有百位之多，有不下十位需与同学换换，一个上半场，一个下半场。但她从不叫苦一声，只因她有一个私心——最后一天最后一个患者结束后，拿出她的病历，要求我改方。

我多次向门诊负责人提出，别让她再来了，太辛苦了。答曰：做了多次工作，她就是要来，这是她期盼之事。她就愿意听听、看看，旁边坐坐，帮帮忙。听着我们医患之间的对话，她很高兴，不让她来看看，她会沮丧的。当然，事后我了解到她开始是为感谢我的相助，并看看我。后来感到门诊旁边坐坐，听听看看收获亦多，故一旦知道我门诊便必然来。因为这已成为她有效康复的组成部分。

由于有初始印象，我颇是关注她的精气神。三五年后，觉察到她的气色越来越好。而且，尽管她年龄已不小了，但每一次几乎都是穿着红色的艳丽新装。不知不觉中，我感觉她开始神色红润泛光，体重早已恢复正常。一年比一年漂亮，一年比一年更灿烂。门诊之余，我多次表扬她精气神很好，她腼腆地笑笑，其他患者则会啧啧称奇。

有次说到此事时，她拿出当年照片给众人看，"哇"的一声，大家十分惊讶地大叫起来。

前后岂止判若两人？完全是天壤之别！

其实，中医学强调的美，是发自内在的、整个生理功能协调、心情愉悦、身心灵和谐及升华之美，才会有真正的气质之美。经过死亡边缘走一圈，领悟了死生大义，又能自我通透醒悟者，走出困境后常会更显豁达通透，更有中老年女性优雅韵味之美。这与那些靠吃燕窝养生、打针美容填充等伪造之美，自然不是一个级别与境界的。

她的治疗过程不复述了。针对当时现状，估计再做一两次化疗就"挂"了，且她用不起曲妥珠单抗，那时曲妥珠单抗贼贵且受欢迎，大家都争相使用。

但早在世纪之交（2000年前后）我们就注意到深圳很多Her-2阳性患者通过香港买到此药，但使用后复发率依旧很高，遂对此悖论深刻反思。其实，有时新药及新疗法的选择决策确实很重要，但很多情况下更重要的是癌症患者心身综合调整，首先是精神心理的振奋。须知，"哀莫大于心死"，谁见过失去信心还能活下去的癌症患者？

当今中国临床，现实中癌症患者，一方面招致社会性恐吓：多么多么危险！不用什么就会如何如何！一方面又承受着放化疗等肉体上的"狂轰滥炸"。

人们总认为药物/疗法多多益善，尤其各种新药新方法，殊不知其中辩证关系复杂。

作一隐喻，就军事武器而言，美国的军事武器是世界上最精良的，"二战"以来美国打了多少场战争？**每一场战争基本都胜了，但整个战役全输了。**不管朝鲜、越南、阿富汗，还是伊拉克、利比亚……很多情况下肿瘤临床也不是这样吗？故应深刻反思，做出必要改变！

中国今天临床严重的过度治疗，很类似前述的美国只相信现代武器、迷信军事，乱用干涉，却忽略了更重要的整体问题、合适及适度与否问题等，这是一个大问题。

因此，我们并不反对新药新方法，该用则用；但需讲究适度、综合、兼顾全身，尤其需智慧之指引。此时，刘女士的亲历故事，就是很好的教案！

编者感思

一般人60岁退休，退休前都会积累很多经验或财富。而刘女士却积累了：胃大切除手术、乳腺手术、胆囊结石手术，可谓伤痕累累，命途多舛。

刘女士是青岛人，让我想到了青岛崂山景区生长着很多长势茂盛的古树，无论形状多么怪异，树冠都是向上生长。接近根部的主干上，都生长着一个巨大的显眼的树瘤，如同一个历经沧桑的驼背老人。

这棵树的种子哪里来的？根系有多发达？为何不会干枯？树龄多少？

像德国作家柏吉尔从一块琥珀，推测发生在一万年前的故事情形一样，我也展开了想象：

很多年前，一只候鸟将一粒种子衔到了崖壁上，种子就在这里生根发芽。为了获取阳光、水分和养料，那一株小树苗只有：

把根系朝周围的岩系伸发

一点点长大

任凭风吹雨打

从岩面出发

树头俯首

面朝崖下

树瘤就像一本厚重的日记，用独特而鲜活的文字，记录着每一个生命所经历的痛苦和风雨。

刘女士的生命不就是一棵长满树瘤的古树吗？手术刀是风，放化疗是雪，穷苦的泪水是雨，虽然她被摧残得飘摇不定，最终还是挺起胸膛，扎根生长。

成为刘女士的微信好友后，几乎每天都可以收到她的短信，内容多为引人向上的正能量，如2023年2月1日："早上出去遛遛弯走一走，怀着快乐的心寻找开心的路，迈开健康的步，唱着不老的歌，留下年轻的心，向幸福出发。早上好！"我知道，刘老是群发的，和我一样收到此条信息的，还有咨询她的病友。

恰巧，崂山景区的晨练者，有的攀附古柏枝杈上"荡秋千"，有的在古柏下部平伸的枝杈上压腿，还有的索性背靠树身凸现部位，上下左右磨蹭。据说，这些几百年的树有"灵气"，人体后背的经络在"树瘤"上摩擦，能祛病延年。

如此说来，长着"树瘤"的树不就是"按摩树"吗？只不过，崂山的"按摩树"按摩的是市民的后背，刘老按摩的是病友的内心！

癌情概述

这是位乳腺癌患者，检测提示 ER 阴性，但 PR 阳性，CerbB-2（即 Her-2）是（+++），强阳性。理论上说没法用内分泌药，且转移概率很高。有条件则可试用当时十分昂贵的"赫赛汀"等。这说法社会上十分盛行。故是不是 ER 阴性、内分泌药不用就转移率高，人们还有待充足证据论证；但成为坊间传闻后此传闻本身可导致很多这类乳腺癌患者天天惶恐不安，加剧了复发转移可能性，倒是无须怀疑的。故对三阴（包括 ER 阴性）而不用内分泌治疗的患者，如何消解因传闻而高度恐惧，是其关键。我们乳腺癌群里三阴者有数百位之多，大都在中医药加持下恢复得很好。因此，我们常常会鼓励此类患者加入群聊，让同病相怜的患友自我开导，相互鼓励，并用"他者"的事实说话，这是很好的对策。

很多人眼中，中医可能是一种"玄之又玄"的存在，不知道怎么治疗，人却"糊里糊涂"地好了；但在有些人眼中，中医是救命良药。一旦接触过，他们就会成为中医的坚定支持者、捍卫者。

实际上，中医并非让人稀里糊涂地活着。临床上见过太多被西医拒之门外，让"回家等着，靠运气"的患者，最后却在我们指导下以中医药为主，中西医结合治疗存活下来了。尤其是乳腺癌患者，多多少少存在内分泌失调因素，而调整内分泌，中医药强于西医方法，是民间定论。民间月经不调常首先找中医，就是例证。故重复前面强调的——充分利用中医药，对乳腺癌患者康复十分关键。

此外，对肿瘤治疗，我们归纳出的"调整为先、零毒为佳、护胃为要"中医控癌促进康复的 12 字方针，注重辨证论治，根据每位患者的具体情况，对证（症）下药，实行个性化、精准化诊疗；在抑癌同时，调整全身机能，改善患者症状；同时关注患者的生命指标和生活质量，并独创了"医、药、知、心、食、体、社、环"8字方针，兼顾患者的饮食、情绪、锻炼等，使患者更好地康复。

一路荆棘一路歌

——乳腺癌，学会善待自己
而一路歌声的10年

凤凰鸟女士

年龄：55岁

职业：商人　　地区：河北唐山

叙事要点：乳腺癌患者，重新学会善待自己且康复10年。

患者自述

我愿揭开伤痂给你看

10 年前的 9 月，我被打进了万劫不复的深渊，如今想来，我还是会发抖、发颤，我本不想回想，也不愿回忆，我想试着学会淡忘。但是，我多想，让我的亲人远离癌魔，让我的小棉袄不患此疾，让四海之内所有的姐妹们，关爱乳房，永远健康。

故，现在，亲手慢慢地剥离，身心已经结好痂的瘢痕。

痛，只有自知；苦，只有自明。

我还是愿意，分享……

大夫只说了两个字——不好

2012 年发生了很多事儿，7 月 21 日，我们全家去了北戴河；7 月 23 日，突如其来的暴雨冲垮了库房；2 个月后，我进了手术间。

我知道，冰冻三尺，非一日之寒，虽然我的病不是一天形成的，但突如其来的打击还是让我措手不及。

我的左乳上开始有一肿块，我并没放在心上，因为一直都有乳腺增生。1 个月后，肿块没缩小，反倒增大了，到医院一检查，B 超室的大夫很严肃，嘱咐我：办住院，赶紧手术。

我的性格大大咧咧，凡事都往好处想：我印堂发光，额头发亮，老天会照顾我，我不会有事的……

然而，说心底话，我是不愿接受现实。

回忆起来，在 B 超室我已感觉不妙。检查大夫和记录员悄声议论，不断地添加内容，大概废了 3 张单子，我看到的结果已是第四张了。我问大夫："你就告诉我，好，还是不好？"回答："不好。"我知道答案，又拿去门诊，上了岁数的老大夫，看着单子的结果，说："孩子，赶紧住院，赶紧手术。"

从身上切下的毛头丸子

住院部接诊的主治医生王大夫告诉我，手术时先把肿块切下来，做病理检查。良性，没事；恶性，全切。

王大夫在观察室，给我切除肿块时说："我权当良性给你做，给你缝。"

术后，我想看看切下来的肿块，就起身看向托盘。王大夫说："你是我见过最胆大的患者。"这一块血糊糊的、玻璃球大小、全是小突起，也可以说全是毛刺的肉球球，看起来很像南方人油炸的毛头丸子。于是预感，这不是什么好东西。

在等待病理结果的半小时中，我暗自为自己祈祷：我向来吉星高照，福星环绕，我没事，我没事……

忐忑不安中，王大夫的一句"恶性，准备手术，全切"，犹如晴天霹雳，我的心再也承受不住，泪雨滂沱，刹那倾泻。

你怎样对待身体，身体也怎样对待你

为啥我会得癌症，我反思反省：

1. 便秘，我是顽固的便秘者，几十年来毒素在身体长期积累。

2. 月经初潮早，11 岁（55 岁以上绝经晚的，也是乳腺癌的高危人群）。

3.雌激素是诱因，我比同龄人都略显年轻，雌激素多。

4.性格好强，不甘输，不言败，越挫越勇，情绪肯定影响身体。

进入手术间，我迅速调整了心态，面对老天爷对我的惩罚，我笑纳。我反思，生活习惯太不好了，争强好胜，不甘人后，我没好好对待我的身体，身体也这样回报我，本该正常。

手术台不是断头台

有很多的梦想，我还想拍结婚20周年的婚纱照，我的"小棉袄"还没毕业呢，我的老爸老妈会因为我的不测而短寿，我辛苦了这么多年，还没住上大房子……我，怎能轻言放弃？

进入手术室，我已经微笑着向我的亲人挥手。出来时，我已经重生。在手术室和大夫聊天，我还问：血压多少？他们说：高点正常。又转而惊喜地对我说：不高，120/80毫米汞栓，正常。我笑曰：我上的是手术台，又不是断头台。

人这一生经历沟沟坎坎都是正常的，哪有人会一直一帆风顺呢？

向阳花也会暗淡

手术后的第二天，我就下床锻炼，拎着引流液的瓶子去厕所。

一周后，我将长发高高盘起，护士大夫很惊讶：真的是自己盘的？左侧上肢恢复得太好了！是的，病在我身上，忍着痛也要尽快锻炼。

王大夫说我是向日葵，是的，我在最短的时间摆正心态，我带给同房病友的是乐观、坚强、向上的磁场，我希望大家从我这里汲取正能量。

诚然，暗夜里，我也哭泣，沮丧，失落。

可，早晨太阳升起时，我就会向着阳光微笑，自诩：我是快乐的向阳花。

手术挺简单，化疗太痛苦，共有 6 次。每次我都是逾越艰难险阻——恶心，呕吐，后来喝水都不行，再后来听到水这个字都不行，没有可吐的，那就哇哇地干呕。我感觉自己好像在爬山，爬的却是细软、松绵的沙子山，不高。这个小山包，我爬啊爬，乏力，没劲，没有别的选择，我只有向上。每次到家，我还得拼命地吃，要不白细胞不够，没法进入后续的治疗。打升白针，吃药，那还得花钱啊。吃吃吃，吐吐吐，头发大把大把地掉。人，没有一点气力。内心却无比强大，坚持，坚持，再坚持。

人是血肉之躯，内心再强大，我还是倒下了。

第六次化疗，也就是最后一次，差点要了我的命。化疗回家，便起不来床，连睁眼的力气都没有。我想，挺不过去了，如果不去医院，肯定不行了。原来我发热了，白细胞降到最低了。在社区医院，大夫让我输液，我闭着眼，坚定地摇头，不输，身体全是毒了，说啥也不输液。无奈，打了一针。人体有强大的自愈力。到晚上，奇迹般地想吃饭了。向死而生，我好了，我挺过来了！

10 岁，我给自己取名"凤凰鸟"

10 年前的今天，我从一个医院，到另一个医院。

不甘心啊，这个医院判了我死刑，到另一个医院核实，不但没有摆脱病魔，噩梦却接踵而至。

2012 年 9 月 17 日住院；2012 年 9 月 18 日，抽血，做各种检查。我一个人拎着单子楼上楼下地跑，几次无助的我，站在没人的窗户前，落下眼泪，擦干，又继续；2012 年 9 月 19 日，进行手术之时，便是我重生之日。

我经营过千喜鹤，原先的网名叫"鹤儿"，应了罗大佑的一句歌词——或许太阳西下，倦鸟已归时。倦鸟，慵懒，正是我当时向往的生活状态。鹤儿也是鸟,随即改名"倦鸟"。大病后,感觉倦鸟太颓废,太低落,就给自己取了个昂扬向上的名字——凤凰鸟,其喻不言自明。

10年前,我恐惧,沮丧,低落;如今的我,平静,随和又淡然。

回望过往,天空飘来5个字——那都不是事。

假如一个人,非得要去堵枪口,堵炮眼,我奋不顾身,大无畏,勇往直前,只是祝愿我的家人安康,祝愿所有的姐妹们安好。

我多么地热爱生活,又多么地珍爱生命。

如今的我,已经顺利的闯过10年。

回首过去,一路荆棘一路歌!

医 者 点 评

该女士不是我们医疗机构服务的患者,故不曾晤面。因为投稿,才让我们了解了她。

文中流露出她是一位愿意揭开伤疤给人看,希冀让更多人远离癌魔,四海姐妹们都开始关注乳腺,关注健康之善者,遂有如此高尚行为。

这值得敬佩和赞赏!

这类勇士和精神可佳者,中国真的很稀缺。本人诊疗过数千例乳腺癌患者,很多患者对自己的病躲躲闪闪,羞于启齿;还有不少女性,尤其是职业女性及有一官半职者,往往会反复叮嘱医生严口保密,好像是做了不可见人的事,让人知晓后会无地自容似的。

其实,这只是种常见病。有研究表明,女性一生患乳腺癌的概率在 38%~42% 或以上 [1]。只不过不见得所有乳腺癌变最后都会发展成威胁生命的致命性乳腺癌。30~50 岁乳腺癌变者多数在不知不觉中退回到了准正常状态，人们庆幸地渡过了没"癌变"的这一生而已。

和多数躲闪者不一样，凤凰鸟愿与大家交流分享，揭开伤疤与人讨论，这非常有意义。因为身临其境者的体验，对医者来说，很长见识，毕竟是第一手感受；对芸芸大众而言，更可收获教益。很明显，凤凰鸟是一位才女，文笔相当不错，一定是位对文学颇有研究、感情细腻、阅读广泛者，感性中又不乏理性。

她总结出的四个因素，都对。但本人浅见，次序似可调整一下：最重要的应是性格因素。性格因素在女性乳腺发病中起很大作用，因为性格直接催化内分泌之上上下下，内分泌的重要靶器官首指乳腺。因此，我们强调"性格常决定病与命运"（只不过主流医学似乎对此视而不见，因为在主流医学看来，性格这类没法标准化的东西，入不了科学视野）。她也猜测到了雌激素是诱因，因为比同龄人略显年轻。我们可猜测她应是皮肤嫩白，这些，都是有研究定论的——越显年轻，容颜越姣好。且初潮早，绝经晚者等，都是危险因素，越易被乳癌盯上。而便秘只是触发因素之一而已，便秘更多的是与胃肠道相关。

从文章中让人感受到她很自信，能为自己"印堂发光、额头发亮"而自豪，坚信"老天会照顾我"的，故在自信而清晰过程中记载的，应该非常客观和有价值的。

她很快从创伤及化疗阴霾中走出，又与她的心态及认知密切关联。言语中她乐观、从容，"凡事都往好处想"，无疑是促使她顺利走向康复的重要因素。

1　如有权威研究表明：30~55 岁女性死于他因而做病理解剖者，乳腺薄层切片发现 38% 存在癌变情况，但生前并无任何症状。

她自我改名为凤凰鸟，取意于涅磐重生，更有提示意义，尤其是对于那些正在经历不期而遇的癌之严冬考验者。

　　可以说，凤凰鸟的"一路荆棘一路歌"是追求健康者的很好的参照典范。

编者感思

　　凤凰鸟得知我们编纂这本书，主动投了稿，所以她是我唯一没有采访的对象。

　　我不认识她，读了文字，与她又仿佛一见如故。

　　不认识，也就没见过，但我能想象出她的模样：短发，裤肥，嗓门大；心宽，体胖，无所怕。

　　看——

　　我印堂发光，额头发亮；我向来吉星高照，福星环绕。——她多么乐观、风趣！

　　好，还是不好？——她多么干脆、利落！

　　起身看向托盘中的肿块——她多么果敢、无畏！

　　面对老天爷对我的惩罚，我笑纳；微笑着向我的亲人挥手；拎着引流液的瓶子去厕所；天空飘来 5 个字——那都不是事；——她多么刚毅、豁达！

　　非常认同王大夫的观点：她是一株向阳花。

　　可又有谁知道，向阳花鲜艳热烈的背后，竟隐含着一个凄美的故事？

　　那是一个勤奋聪明的女孩，她对生活充满了希望，却被后娘百般凌辱虐待。有一次惹怒了后娘，夜里熟睡之际被后娘挖掉了眼睛。她不堪忍受这样残酷的折磨，勇敢地破门而逃，不久离开了人间。死后她的坟墓上开着几朵鲜丽的黄花，终日面向阳光，似乎在向太阳诉说着她的悲愤和渴望。那永远向着太阳不会低头的花朵感动了每一个过往的行人，于是人们送给了她一个好听的名字——向阳花。

2012年，凤凰鸟45岁。燕赵齐鲁大地，把"45"这个年龄称作"腌年"，意思是"不干净，不吉利，不顺利"。"凤凰鸟"也不例外，突发疾病，库房倒塌，创业失败……可这些都没有把她击垮，面对风吹和雨打，她低头向下，只为向阳开花。

有人说：生活是一面镜子，你对他笑，他也对你笑。笑多了，泪就少了；光明和向往多了，阴暗和脆弱就自然无法躲藏了。

就让这株向阳花尽情地把我们照耀，让新的季节无论晴朗还是风雨，都始终盛夏如花，向阳如她！

癌情概述

临床上有这样一个现象：但凡乳腺疾病患者，尤其是乳腺癌，绝大多数都会有一定的消极情绪因素，如：长时间处于焦虑、紧张、愤怒，以及抑郁等情绪状态中。这些消极情绪不仅不利于乳腺癌患者的治疗，还会促进癌症的发展，加重患者的病情。而良好的心理状态可从多方面促进肿瘤的康复，包括激发与癌症拼搏斗争的精神，增强机体免疫功能等。因此，对乳腺癌患者进行心理干预治疗和疏导，也是乳腺癌治疗康复工作中不可缺少的一部分。

我们结合临床总结出"心理抗癌十八招"，包括"换一种方法思考""不做无谓的联想""要勇于承认和面对现实"等。同时，我们开创了一种全新的肿瘤诊疗模式——圆桌诊疗，融汇了现代心身医学如集体治疗、心理疏导、示范疗法、情境疗法、认知疗法等的精髓，患者团团围坐在一起，相互了解病情，借鉴成功经验，重拾抗癌信心，可更好地促进身体康复。

神奇的"话"疗

——助乳腺癌康复24年的关爱疗法

周女士

年龄：61岁

职业：教师　　地区：苏南某市

叙事要点：借助话疗，既助自己走出困境，又帮她人康复的乳腺癌患者康
　　　　　复24年。

患者自述

以为错的报告

1998 年，在单位组织的体检中，发现我的乳腺左侧上方，有个 1 厘米左右的小结节。当时几位主任认为：我 36 岁这个年龄，乳腺增生的可能性大，建议观察 3 个月。

我是幼儿园老师，出于职业的敏感，我感觉这个小结节在身上总归不够踏实，结节太小，穿刺又不太好做，还是做个小手术，把它拿掉吧。

谁知在一个星期以后，活检的病理报告出来了，显示是乳腺导管癌。

我第一反应是：不可能！是不是报告弄错了？

家人们也都不相信，又把报告拿到上海，找专家复查，最终还是确诊为癌症。

做好了被埋的准备

我这个人，做事比较认真，也比较追求完美。孩子的作业没全做对，我会全部撕掉，让他重做。一件事，如果做得连自己感觉都不好的话，也会跟自己较劲。但我没有其他的不良爱好，怎么会得乳腺癌呢？

36 岁的我家庭幸福，事业蒸蒸日上，孩子也聪明伶俐。当时都说"十个肿瘤九个埋，还有一个不是癌"。得了肿瘤就是死路一条，既然我不是幸运的那一个，那必定是被埋的九个当中的一个。

可是，7 岁的儿子怎么办？孩子没有妈怎么办？父母亲怎么办？我把自己关在房间里，想了整整两天：既然是事实了，那还是把身后的事安排安排。

我对弟弟吩咐，一定要照顾好父母；又跟爱人叮咛，一定要把孩子好好地抚养大，如果再找一个，对儿子一定要好。至于自己，就过一天是一天吧。

决定赌一把

在政法系统工作的父亲说："你现在只有两个选择，治，还是不治？治就要积极配合治疗，向阳而生；不治，就干脆放弃自己。"母亲是多年的校长，她也像对学生一样对我说："现在这道难题，要么就做，要么就是不做。做，会很艰难；不做，那你连成功的机会都没有了。也就是说，放弃了父母，放弃了家庭和孩子。"爱人，是了解我的脾气的，他知道我个性很强，自己蛮有主意、蛮有主见的，所以，他不敢发表任何观点，只是默默地在背后支持我，专门请了假，照顾孩子，陪伴我。

父母给了我充分的选择权，爱人虽不言不语，却用行动全力支持我。我想：如果我真的放弃治疗，把生我的人和我生的人留在这个世界上，自己走了，是不是太自私了？治疗也许会失败，不治疗永远不会成功。院里的领导也说："你这个情况，应该问题不大，做手术的话可能还有治愈的可能。"于是我决定：就此一搏吧——做手术！

不过，我跟主治医生提了两个要求：第一，"半麻"不全麻（我想，我的身体已经残缺了，这个是无法避免了，但反正穿在里面，谁也看不见。全麻，到时候别再弄得脑子不好用）；第二，既然手术了，那就把这个面积再扩大一点，胸大肌和胸小肌能拿的都拿掉。

主治医生还笑着说："别人手术都是要求全麻，你是要求"半麻"；别人是能少开就少开点，你是主动要求多开。"我咬紧牙说："我既然决定手术了，那就要把这个面积扩大。战争中宁愿错杀一千，也不放过一个。我想手术大一点，这样的话，就能把癌细胞切得一干二净。"

恍惚的两小时

安排好一切以后，我就被推进了手术室。因为是半麻，整个手术过程我基本上清清楚楚。主治医生和我也很熟，不断地跟我说话。可是我整个脑子里都在想着：这个肿瘤怎么办？治不好，是要死人的；治好了，也会使自己的形体形象受损。所以，医生、护士、家属说什么，我几乎就是恍恍惚惚的，没听进去几句。脑子里，始终绕不过这个坎儿：没有了事业，没有了形象，没有了家人，没有了生命……

手术过程大概两小时，可我感觉像过了整整两年。

一星期以后，报告出来了，还是显示导管早期癌，雌激素受体（ER）是阳性，孕激素受体（PR）是阳性。1998年，我们这个城市还没有Her-2检测，所以我也不清楚。主治医生说："恭喜你，癌细胞没有扩散，属于早期，术后稍微做几次常规化疗就可以了。"我不知道喜从何来，心里没有一丝一毫的喜悦，因为对于我来说，只有患病和正常的区别，没有严重不严重之分。

术后恢复的那些日子，我每天坚持接接孩子，送送孩子。孩子这么小，能陪一天是一天。送过孩子，我就去书店。没有网络的年代，我只能拼命地去书上查阅心中的疑团，一坐就是一整天。

一场美丽的邂逅

2003 年，我们城市的癌友康复协会会长开了个药房，把上海的何裕民教授请来了。我就明确地问何教授："我还能活几年？"何教授反问我道："你想活几年？"我试探性地讨价还价："我能不能看到儿子考上大学啊？"何教授点点头，肯定地说："可以，我们一起努力。"说着，伸出右手，用力地同我握了握。就是这句话，像是给了我当头一棒，一下子敲醒了我。

亲友安慰的话，我已经听腻了；个别人的激将法，我也麻木了。而教授那温柔而坚定的眼神在告诉我，我可以继续活下去！

吃了一年的中药，2004 年，何教授又来到了我们的城市。看到我，教授欣慰地说："蛮好的，气色也不同了。"我连忙双手合十，鞠了一躬说："是您给了我希望！"何教授笑了："是你自己认为有希望，我才配合你有了希望。"

记得非常清楚，那是 2004 年 5 月 1 日，这天开始，我就慢慢地开始跟人接触了，也加入了多个病友圈子。因为接触的圈子里都是病友，针对病情，大家都深有体会，也毫不避讳，彼此封锁的心门不知啥时候忽然打开了，我开始喜欢聊天，聊病情。

萌生的念头，改变了我的人生轨道

有一天我突然想：如果我真的像何教授说的一样，能看到孩子考上大学，我就加入何教授的这个团队，给不给工资，给多少工资都无所谓，可以说，是教授让我重新活了一回，我就要换个活法，我也要学习教授，帮助更多的人；如果说那一次算是我在教授面前许了个愿的话，加入这个团队，就当作还愿了。

2010 年，我的孩子，果真考上了南京的一所 211 大学。查到录取信息的那一刻，我抱着儿子哭了。儿子以为我喜极而泣，其实，只有我自己知道这个等待有多么漫长，又有多么意外，想到当年与何教授的"讨价还价"，又有多么欣喜……十多年来，自己第一次感觉这么轻松，不夸张地说，从那以后，连走路都感觉脚下生风。

我决定正式向何教授助理提出：我要辞职来何裕民教授团队，我要通过我多年在书店积累的抗癌知识和我本身的抗癌经历，向同样的病友们分享经验，分享心得。

2010年，我正式成为何裕民教授团队的一名志愿者。

无价的项链

有一天，我去医院看望一位50岁的肺癌患者，正聊治病过程中的体会时，隔壁一位年轻姑娘突然说："姐姐你救救我。"我一愣，问："怎么了，小妹妹？"看了病情，我才知道，这是一位32岁的胃癌患者，姓王，中期，目前在做第五次化疗。

我问她有什么需要帮助的吗？她只问了我们工作室的地址，说出院了来找我。我看到她欲言又止，便对她说："欢迎你来工作室玩。"

一星期后，她来了，很憔悴。我握着她的手说："化疗后，还是要好好休息，有些事不要想得太多……"未等我说完，她流泪了。

她告诉我："自己开了家小店，女儿上小学了，老公常年在外面搞建筑。听说老公有个红颜知己，想了又想，还是不管了。但我躺在病床上，老公的红颜知己来看我的时候，我还是情绪失控了。"

事后，老公对我说："你看病的钱我全出，包括女儿的一切生活开支，其他的事情，别管。"

王女士觉得生病了没有生活来源，老公又这样，父母高龄多病，感觉就算病治好了，生活也没有意义。

我劝慰她："父母，可以让姐弟来照顾，女儿虽有父亲，但没有母亲的陪伴，又这么小，你舍得吗？"

她说就是放不下女儿，所以才来求助我。

见她轻生的念头并不是不可挽回，我开导："你现在应该谢谢你老公，毕竟他愿意出钱帮你看病，说明还爱着你。你现在身体还没康复，目前也不具备上班赚钱的能力，还是好好把身体养好，其他的一些事暂时就放一放。你也有自己的快乐啊，看着乖巧的女儿一天天成长，每天像一只快乐的小鸟在身边飞来飞去，是不是也很开心？"

提到女儿，能看到她眼里闪出了一些亮光，我的语气愈加生动了起来："夫妻像一把琴上的两根弦，你们是分开的，又是分不开的；像一座神殿的两根柱子，你们是独立的，又不是独立的。愚笨的女人把男人当弹弓，拉得越紧，飞得越远；而聪明的女人把男人当风筝，悠然地牵着手中的线。男人是泥，女人是水，所以男女的结合不过是'和稀泥'。任由他去吧，他离不开你的！"

她好像豁然开朗，以后的一段时间，我们经常打打电话，聊聊天，我从她的语气里也感觉到她通透了很多。

几年后，她告诉我，她皈依佛门，每天都忙忙碌碌。女儿上了高中，成绩很好。又三年后，她女儿考上了一所重点大学。她在厦门的一个寺院做住持。受我的影响，每天都在帮助各种各样的人，让他们远离烦恼。她说现在很感谢前夫，毕竟在经济上帮助了她；感恩菩萨，让她有了精神寄托；更感谢我阻止了她没做成"傻事"……

我受何教授感染，她受我感染。如果说每件善事都是一颗珍珠的话，那么，**我们每一个人的爱心都是一根金线。用金线把颗颗珍珠串起来，就是世界上一条最珍贵的无价项链。**

化疗新解

2009 年，有一位男士来到我们工作室，说是朋友介绍他来的，爱人患乳腺癌，姓张，三阴性，13 个淋巴中 12 个转移。手术后放化疗刚结束，主治医生和他是好朋友，说这种情况一年以内百分之百转移，若是转移百分之百死亡率。他虽是政府公务员，人脉广、口才好，但也不知道怎么去劝爱人，帮不上爱人，看着还小的孩子，思想压力很大，所以来问问我们后续应该怎么办？

我就问他："你爱人怎么没来？"他说爱人不肯来。我说："那这样吧，你把你爱人电话号码给我，我给她打电话。"因为毕竟我的病情和她差不多，我们同病相怜，我估计可以劝劝她。

过了几天，我打电话给小张，她的语气很不友好，问我："你是谁？是不是要推销你们的中药？我不吃中药。"我说，我不是推销员，而是一名患者，和你得的同样的病，但是我自豪地告诉你，我已经康复十年了。她认为我是骗她的。我说，那这样吧，你来工作室，你就知道了。

第二天，她真的来了，当她看到我的伤口时，她流泪了，连说："对不起，对不起……"

她很真诚地问我："能不能认你这个姐姐？"我说："可以啊，我有很多没有血缘的兄弟姐妹，大家抱成一团，共同抗癌。"

听了这话，她的心理状态明显不一样了。她感慨："我一直接触的是正常人，所有的正常人说的话，我认为都是屁话，只有你说的话让我服气，让我感动。我也知道自己是晚期了，在家里又不敢发泄情绪，只能自己心里憋着，现在总算找到一个同病相怜的盟友了。"

从此以后，我们就经常聊聊天，打打电话，开心的事我们一起分享，各自的烦恼一起吐吐槽。

她说清楚自己的病情，淋巴转移这么多，西医治疗了以后又不知道该怎么办，所以压力很大，孩子这么小，爱人工作很忙，她就把所有的压力都憋在心里，脾气也变得很暴躁了。

我说："现在医学这么发达，你可以看看前几年何教授出的一本书《癌症只是慢性病——何裕民教授抗癌新视点》。"

当天，她就去新华书店买了这本书。过了几天以后，她打电话告诉我说，看了书以后，感觉自己应该有救。

没过多久，她就去上海找何教授了。当时上海的客服告知她，因为没有预约挂号，当天看不到。她就从早上一直等到下午快六点的时候，何教授门诊结束了，她站在门诊大厅央求教授："能不能帮我看个病，我是外地过来的，从早上一直等到现在，我中午饭都没吃。"

教授笑了笑，说，当然可以。

第二天，她就来到我们办公室告诉我，说去看了何教授门诊，何教授好好的"骂"了她一顿。何教授要她好好地调整情绪，并教她调整情绪的方法。

之后的三年里，她每两周去一次上海看何教授门诊，每次回来都说感受不同。

三年以后，她自己说，考虑到教授门诊人太多了，从早上八点半一直要看到下午七点钟才结束，不忍心，此后就改为3个月去一次。

到第五年时候，她是每半年去一次。

到目前为止，她已经康复快14年了。

至今我才明白，原来这个世界上，还有一种药方叫作"心理药方"；

原来，中国的汉字文化这么博大精深：治疗，治疗，三分治，七分疗；

原来，饮食可疗，体能可疗，关键还是要靠——心理"爱"疗。

如何"爱"疗？——"话"疗！

医者点评

当地很多人称周女士为"周姐"，在 N 城肿瘤康复界颇有影响。称她"周姐"，笔者推测有两大因素：一是她虽年龄不很大，却是"老司机"了，患癌至今已 25 年；二是她更愿以过来人（以姐姐的身份）的姿态去帮助所有患了癌的求助者，尽管她被称为"周姐"时年岁并不大。

我和周姐相识时，她并没给我留下特别深的印象。因为我一直觉得乳腺癌一般不是难治性肿瘤。及时治疗，中西医结合，心身兼顾，注意饮食，调控情绪及睡眠，减轻生活压力，不管"三阴"还是多个淋巴转移的乳腺癌，大都能够控制得很好，因为我们诊疗了近 7 000 例此类患者。

乳腺癌出问题往往是过度治疗，陷于心理困境难以自拔，生活方式不改变，纠结、焦虑、抑郁、失眠、自我恐惧等精神心理不佳者，或固执而坚持不手术者……因此，作为乳腺癌患者的周姐开始找我时，没有特别印象。总觉得她似乎不太愿意多说话，心思重，情结没打开。

但几年后她主动多了。看了她自述，方知有过这么一段心路历程。接触多了是因为她大有改变，更主动积极地帮助他人。因主动帮助太多的人，她也活得越来越阳光灿烂，越来越年轻力壮，越来越朝气蓬勃，根本不像步入耳顺之年。

"赠人玫瑰，手留余香"，她就是这么一个典型的范例。

在中国舆论场上，不知何时开始，人们总觉得癌症治疗靠手术＋药物，除了手术＋药物外，其余都不重要。其实错了，治疗癌，手术＋药物只是方法之一。之所以会生癌，因素很多，不只是基因／病毒，且总有前因后果。故除药物＋手术外，心理的、精神的、情绪的、认知的、睡眠的、语言的、生活方式的，包括自我宣泄的，都非常重要。

临床看病对一些齿痕明显，舌色很淡，沉默寡言而内秀者（表明他不太愿意交流），我甚至会开出第一个处方：让他多说说话，学会与人交流。甚至开导：你不愿意和旁人交流，不妨与宠物交流，也可以通过踏青等与大自然交流。人一定要学会宣泄，宣泄的方式之一，就是语言交流及情感倾诉等。

美国有社会学家研究表明，女性癌症患者恢复得更好，常跟与闺蜜们交流、购物、喝咖啡有关，就是这个道理。

多年前，中国养生领域的先行者洪昭光教授，他说美国癌症患者恢复得好，往往是多个患者组成俱乐部，大家多多交流，都康复得很好，这是确切的。

本人从事肿瘤医疗这么多年来，觉得对大多数患者来说，加强交流与沟通，通过语言进行倾诉等是一种好方法，倾诉同时既把郁闷释放了，同时接受倾诉者又可以给出善意的引导；帮助他人的同时，还可让自己发展及康复得更成熟。因此，"话疗"不失为一种重要的疗法之一。

很可惜，在中国医疗领域，不知道从什么时候起，临床医生开始"惜语"了，不愿意多说话、多解释了。也许因为中国医生太忙了，工作量太大。与其"留着问题不解决，三天两头还来找"，还不如"使其释怀，解开情结"。故"话疗"是值得推荐的好治法。本人就很愿意经常和患者对话，讲讲课，聊聊天。

周姐从自己有情结，闷闷不乐，到走出来，更多地借助话语帮助癌症患者，而且越走越阳光，越有意义及价值。从她自身改变中能够看出她的心路历程，这其实是对所有患者或有类似情况者都有借鉴意义的。

让我们学会多多沟通与交流吧！让我们充分借助简单而方便的"话疗"吧！

编者感思

丹尼尔·笛福的《鲁滨孙漂流记》有言:"害怕危险的心理比危险本身还要可怕一万倍。"其实,周女士的肿瘤发现于早期,并不像她想象的那样严重,只是她把死神的影子附着在了自己身上。直到何教授照进来了一缕阳光,她才发现,那个影子和自己本可动如参商,却形影不离。

英国外科医生阿斯特莱·库柏爵士早在 1845 年就说过,"悲伤和焦虑"是乳腺癌最常见的病因之一。

"悲",痛也,从心来;"虑",过于用心谋思也。周女士悟出了治病的真谛——大病之后才明白,明白的不是生物病理,而是人文"病理"!

她没学过医,可是却拯救了很多个像她一样的患者。

关乎生命,没有权威,只有事实!

癌情概述

乳腺癌是女性最常见的癌症,也是全球第一大癌!据目前相关研究认为,超重和肥胖、雌激素替代疗法、膳食不合理、饮酒和生育行为等因素都与乳腺癌发病密切相关!乳腺患者大致可分出为三大类型,分析其发病原因既有基因问题,也有压力过大及生活不规律原因,更有性格及情绪偏差等原因。临床上,我们诊疗过的乳腺癌患者有 7 000 余位,各种类型都有——晚期的、"三阴的"、多发的、皮下 / 内脏转移的、溃烂的等等。在我们看来,发病第一时间进行综合 / 合理治疗的,几乎所有的乳腺癌患者都可走出困境;包括很多晚期(有几位伤口溃烂了,而且发臭）患者，借助合理／综合治疗，都康复得不错。只是相对康复周期漫长些。同样在多年的临床诊疗过程中，我们也深切体会到，其实乳腺癌患者的自我调控——包括释放压力，稳定情绪，改善睡眠，还涉及优化饮食等，往往对其病之康复具有重大意义。

庆幸的是，近些年来中国乳腺癌患者的生存率大大提升。5年生存率提升到80%~90%，即使晚期患者，综合适度治疗，别过度创伤性治疗，也可以活得很久很好。乳腺癌多多少少涉及内分泌及代谢等，因此，中医药配合意义突出。就像长期以来民间形成的共识：月经失调等，中医药调整优势明显一样。

大海的儿子

——肝癌术后复发，靠中医药康复 16年的医院院长

张先生

年龄：83岁

职业：外科医生、医院院长　　　地区：南通如东

叙事要点：术后肝癌复发，靠中医药调整康复整整16年的医院院长。

患者自述

如东就好这一口

靠山吃山，靠海吃海。身为如东人，我从小就在海的味道当中长大，在内陆比较奢侈的海鲜，对如东人来说那是家常便饭。生鲜生鲜，因生而鲜。

炝虾、炝蟹、炝泥螺，

无须开水过一过，

招待客人一大桌。

如东县是"中国长寿之乡"，也是"中国海鲜之乡"。如东人的长寿与海鲜饮食之间到底有没有关系？是巧合还是具有某种内在关联呢？

局长叫我立下军令状

疾病和长寿一样，是一种现象，归因于自然环境、丰富而均衡的营养、合理的运动、平和的心态等诸多因素。

不知是否与食用生鲜有关，1982年秋，如东地区急性黄疸性肝炎流行，主管部门指示：患者就地隔离治疗，不得转院，不得死人，全面消毒处理，无新增确诊病例发生，合格方可解禁。

疫情就是命令，我是分管业务的院长，也是第一责任人。职责所在，立即组织防疫人员奔赴疫区进行消毒处理，防止疫情发展；组织医护人员增设临时隔离站，收治现症患者。

我吊着水治疗患者

抗疫 3 个月期间，参与一线工作的两名住院医生，一人生病请假，我只能亲自顶替，独自坚持值班 80 余天。因患者多，我每天处置住院患者 50 多人，工作忙到端不起来碗、提不上裤子，有时还帮护士打针输液，夜以继日，通宵达旦。

其他岗位顶岗还算容易，业务岗位很难找到替补，一个县城的医生有限，几乎不可能增援。

抗疫还没结束，我却累倒了，被感染了甲肝重叠感染乙肝。所以，我自己一边吊着水，一边收治患者。我既是患者，也是医者，更是管理医者的统筹者。

组织说我是个好同志

在这波疫情流行的 3 个多月中，本院员工全力以赴、众志成城，精心治疗护理，先后收治 260 多例患者。在治疗过程中，无一例转院，无一例死亡，全部临床治愈，疫区验收合格，予以解禁。

看到我累倒了，县长、卫生局长都过来看望我，说张院长是个好党员，是个好同志，是个铁汉子！

我并不这样认为，我并非好党员、好同志、铁汉子，不管换谁在这个岗位，都会这么做，我只不过是履行做人之道，忠于职守而已。应该说：每个院长都是铁汉，尤其在疫情暴发的阶段！

癌症疗愈录——肿瘤门诊叙事纪实

我和病毒，都退而不休

后经治疗，肝功能指标恢复正常，我也回归岗位，继续工作。1982—2000 年期间，我尽量轻松工作，减少劳累，辅助药物治疗。2000 年退休时，领导找我商量：你的院长岗位可以退，但是技术不能退啊，可否返聘回院继续上班？我想都没想，党培养了我，我理所当然要发挥余热。遂，退而不休，继续上班。

2003 年体检时查甲胎蛋白（AFP）升高了，CT 显示肝右叶占位。9 月 13 日，住如东人民医院，同事帮我请到了上海东方肝胆医院肝胆外科周伟平教授，切除肝肿块并摘除胆囊息肉。病理诊断：肝细胞肝癌。

同年 10 月 2 日，住南通市肿瘤医院接受介入治疗。

倒在了老父亲面前

2006 年，因侍奉继父老人数月，每天夜晚都要起床，继父的吃喝拉撒都要搀扶，劳累程度不亚于工作岗位。1 月 23 日体检显示，肝功能指标再次异常，AFP 升高，再次住院护肝治疗。肝功能指标不降反升，AFP 呈持续升高趋势，遂转院诊治。

某三甲医院会诊：

1. CT 诊断：肝硬化，肝右叶后缘发现复发病灶，介入治疗不易定位。

2. 肝功能指标持续异常，慢性活动性肝病，不宜手术。

3. AFP：从 45.1 到 64，再到 91.9，很快上升至 108……

会诊意见：肝癌手术后，加介入治疗 3 年，肝肿瘤复发，AFP 指标持续升高。如继续护肝无效，只有手术或伽马刀治疗。希望能柳暗花明，关键在此一役。

行医一辈子的我，当然清楚地意识到专家会诊的结果意味着什么。

西医推荐了中医

那年头，西医治疗肿瘤往往只有三大法宝：手术、放疗和化疗。

我已通过手术和介入治疗 3 年多，肿瘤又复发了，甲胎蛋白指标又飙升了，只能说明西医对我这种肿瘤的治疗方法是治标不治本，是不成功的，再进行创伤性治疗，有何意义呢？

在这生命的十字路口，何去何从，实难抉择。我作为业内人士，懂专业的，更焦虑、恐惧，甚至有点绝望放弃的念头，亲友、同事、领导、癌友协会会员等都为我出主意、送温暖。

县医院时任领导专门将我的临床检查和影像资料传给上海东方肝胆医院肝胆外科周伟平教授，请求会诊。周教授了解情况后认为，复发是术后致命性的短板；西医方面，除了手术别无他法。建议我不手术，不介入。要我去上海看中医，喝中药。

短短的几句话，字字值千金。后来，中国医学科学院肿瘤医院赵平院长，给我的建议与周教授如出一辙，不谋而合。

如果说西医和中医没有边界，为何身为外科医生的我没有想到中医呢？如果说有边界，为何我又没想到"跨界"呢？

西医周教授向我推荐中医，中西结合，形成合力，联合治疗，让我豁然开朗，柳暗花明。

中医说：可治

2006 年 4 月 26 日，南通市癌友协会徐会长邀请上海民生中医肿瘤诊治团队首席专家何裕民教授来科普讲座，借此机会邀请他为我亲诊。

其实，我与何教授早就在学术活动和义诊活动中相识。因为，上海民生为南通地区会员定期举办群体抗癌科普讲座，一个月两次义诊，深受广大会员的欢迎。在此过程中，我发现何教授给患者的首先是"心"，然后才是药草。他用中医文化精髓和智慧有机结合，巧妙运用精准治疗思路，调方随访，一丝不苟。他尊重关心患者，与患者交朋友，从而让患者以最佳的精神状态主动配合治疗，收到最佳的治疗效果。

何教授平易近人，没有大医的架子。可以说：水平高，姿态低。

所以我把最后的希望寄托在何教授身上，他根据我的病史和检查资料，认为病情虽复杂，仍是可治之症。为我量身定制了中医"零毒抑瘤"＋"埃克信"联合治疗的方案，辨证施治，定期随访。

何教授对我说："手术对你的肝肾功能都大有影响，不手术，我不保证能完全康复，但保证一定比手术对你有益。"最后再三强调："不到万不得已，绝不用手术、介入和伽马刀。"

何教授的治疗方案，与周伟平教授、赵平教授的意见有异曲同工之妙，这下，我可算是拨云见日，终于可以大胆明了地走向中医康复方向了。

AFP划出了一条波浪抛物线

接受治疗2～3个月后，我的AFP指标仍有攀升，但涨势趋缓。4～5个月后，开始回落，但落势依然缓慢。看到AFP指标有所回落，哪怕只是少量回落，我也会兴奋异常。

然而，一段时间后又因疲劳，指标下跌速度减缓，甚至有反弹。我自然心中明白，加强了生活调整，到第二年开春后五六月份，回落不明显。这或许就是中医的说法：肝主春，肝病旺于春。到了2007年9月，指标开始大幅度下降，2008年春节前，AFP只有3.8了，这是我患肝硬化和肝癌几十年来的最低值。肝功能全部正常，B超等影像学检查结果也十分理想。可以明确地说，我的病情已很稳定了。

2009年5月去县人民医院体检，ALT（谷丙转氨酶）只有

31，肝肾功能和癌症标志物全部正常，B超、CT等影像学检查显示肝硬化完全被逆转了，肝内复发肿瘤病灶消失了，我康复了！

从接受中医药治疗3年多的时间里，每隔半个月调方随访，往返通沪，从不间断。

从如东到虹口，我的轨迹，是反复书写的"C"形路线；

AFP从374到468，再到3.8，轨迹可谓先是波浪线，再呈抛物线，最后下降，落地，稳定。

三年多的"苦水"没白喝，何教授的心血没白花……

西方人的发言，让江苏的西医认识了中医

2010年4月18日，我到北京参加中国群体抗癌暨癌症康复研讨交流与抗癌明星表彰大会，会上，欧洲有一位专家讲道：治疗肿瘤不能单靠手术和放疗、化疗，应向伟大的中医学习。我们国家每年都会派出留学生来学习中医文化。我们很认同"防病胜于治病"的健康新观念。中医疗法讲究调理、平衡，能够有效防病。中医崇尚自然疗法，而化学药物的毒副作用越来越明显。美国已有40多所专门从事中医教学的学校。欧洲目前有中医师、针灸师15万人之多，每年中医药应诊患者超过800万人次。

回到房间，江苏代表团成员们心里掀起了小小的波澜，大家一边感慨，一边疑虑：中医有这么神奇吗？

我就详细讲解了我的亲身经历，大家听后心悦诚服。

余波还在南通震动

我的故事在北京的参会者当中算是引起了小小的震动。回到南通，仍有余波。西医不信几味中药能够治癌，为了验证事实的真假，他们要求分析整个治疗过程，并向我借阅了几十次调方的原始记录。研究后认为：辨证汤方用的是常用、再普通不过的中

药，无任何新奇可言。

抑病保肝的"零毒抑瘤"制剂则是灵芝提取物，也没有特别的神奇之处。可是"非常有效而稳定的控制指标，使肝硬化逆转，肝内复发病灶的消失"这一事实，又铁证如山，更令人费解。

后来，我将协会几年来请何教授治疗的百余名肝癌患者和其他癌症患者的病例展示，凡用此类方法调整至今者，无不病情稳定，康复良好。故，他们诚服这并非偶然。

又为何不可思议？我打了一比方：同样的蔬菜和调料给两位厨师做，一位做得好吃，一位做得难吃，靠的不就是厨艺和经验吗？

让世界听到我的声音

欣闻何教授团队在撰写这本书，这无疑是读者、患者、医者的福音。所以，我愿以实名实例告诉大家——

1. 癌症是慢性病，大多需以年为单位的治疗过程，使用中医药调理确有奇效，但需要一个较长的康复治疗时间。在这个过程中，必须坚定康复的信念，做到自己不放弃，才能达到康复的目标。

2. 在较长的治疗周期中，尽量避免发生任何心理、精神、情绪的巨大波动或疲劳，因为这些都会影响治疗的效果，尤其是肝癌患者，切记要保体力、不疲劳，特别是"春季萌动百病生"，谨防复发。

3. 聚居和群策群力是东方智慧，抗癌也是一样。遇到难以跨越的坎儿，建议抱团取暖，病友彼此可以相互赋能、助力。我担任癌友协会会长期间，办公室就设在院长办公室的隔壁。当时我提议的"惠友"政策：我所在的医院，每年免费为癌症患者体检一次……至今，依然得以传承。

4. 目前国内的"中西医结合"只是一个口号和形式，或者说还仅仅停留在浅层，未能深入推进。拿着西医的检查报告，找中医配药调理，这不叫中西医结合。**中西医结合，应该注重整体关联，注重动态平衡，注重顺应自然，注重更高层次的智慧及应对原则对接。**

西医擅长寻找有效药物，直接消灭病原体；中医擅长通过整体调节，清除病原体的生存环境，激发人体的防御机制。希望西医也能像中医一样因人制宜、因时制宜，辨证施治、一人一方，同病异治、异病同治。

五千年的中医文化要传承，不能在我们这一代人身上丢失！

医 者 点 评

我和张院长相识，先是作为医界合作者和朋友交流认识，若干年才又添加为朋友加医患关系。

2003 年前后，我们承担了一大课题研究，计划重点探讨"正性伙伴关系（如当时风行的'癌症俱乐部'形式）对病人康复的影响"。我有个博士是南通人，在南通我们又有数百名康复患者，故有志在南通进行癌症康复的系统追踪研究，以研讨正性社会支持对癌症康复的意义。

张院长当时是南通如东癌症俱乐部会长，他本人又是医生兼肝癌患者，积极主张集体康复，愿意以如东为基地，促进康复。故我们曾多次专门去当地及他所在医院，商讨相关合作事宜。但由于当时相关领导只重经济，对癌症康复这小事，表面重视却实质无动于衷，故合作没能深化下去。但我们还是对南通的调查素材进行分析，助手们发表了一系列论文，强调"把患者组织起来、群体抗癌是中国当前情况下值得重视的有效方式之一"。对此，在 2005 年出版的国家级大学规划教材《现代中医肿瘤学》（中国协和医科大学出版社出版）中体现了这方面的成果。

在此过程中，与当时刚退休的张院长交往颇频。他在康复研究中出力不少，我们的关系很好。几年后，惊悉他肝癌指标上升了，且不断反复攀高，最后升至数百；一查影像学，明确复发了。作为一位资深医生，很有经验的外科大夫，又生活在肝癌高发的南通沿海地区，接触过太多的类似患者，非常清楚肝癌（叠加甲肝 / 乙肝且肝硬化多年的患者）复发的性质，知晓其意味着什么，后果会怎么样？故他非常认真地与我商讨此事（我今天才知道他同时咨询了国内其他几位权威医生的意见）。

当时我的意见很明确：保守治疗，中医药调理为主。这源自几方面理由：

1. 在南通地区，特别是如东、启东、海门等地肝癌患者特别多。早在认识张院长前我们就救治过很多肝癌患者，有相对丰富经验。

2. 复发时张院长已 60 多岁了，叠加甲肝 / 乙肝感染、肝硬化多年、动过手术、肝质地不好；且当时西医能做的就是介入放疗等创伤性治疗。外科大夫自身经验告诉他，再次手术不现实。故他很纠结，难以定夺。

评估他的现状，尽管指标上升复发了，但病灶不是很大；自己懂医，知道利弊及保养。况且当时靶向药尚未问世，更没免疫疗法，中医药保守治疗是当时唯一可行之法，故建议他先以中医药为主。

后面治疗过程就像他上面所说那样：先是指标上升趋势变缓，然后逐渐下降；下降中一度因过劳，又有所反弹；最终，两年多后指标开始稳定且直线下降，此后就一直非常稳定。

张老肝癌复发时，人们所熟悉的肝功能损伤的急性指标，如大家耳熟能详的"谷丙转氨酶（ALT）"等也都很高。几年后指标都恢复很好，且他的病毒载量也明显下降，等于他的病毒复制问题也控制得不错。尤其是几年后他的肝质地改善了，肝硬化不明显了。

医生都清楚：肝质地改善，肝硬化消解是很难的，甚至几乎是不可能的，但我们临床中这类患者不少。他通过4~5年的中医药调理后改善了，可以说，临床痊愈了。这对于一从医多年的资深外科大夫来说，似乎是天方夜谭！事实让他不得不折服于中医药，深知中医药对他康复意义重大。此后张院长成了中医药癌症康复的衷心拥戴者，因为事实给他上了生动的一课。

作为外科大夫，切身体验过中国传统文化和医学智慧后，张老深切地爱上了中医药，经常在多个场合宣传中医药意义及价值。这也可从另一侧面来说明中医药的现代真正意义。

我当时之所以只主张保守，不主张创伤性治疗是因为他肝质地不好，60多岁老人，本身有多重感染，肝质地严重受损，若再去介入或放疗，也许短期内指标会下来，似乎可一时性地控制癌瘤，但创伤性治疗本身必定造成肝的再次及多次伤损，类似饮鸩止渴，挖肉补疮，不能真正解决问题。这时，换一换思路，通过综合调整，以慢性病纠治方式，逐渐修复疗愈，就显得格外重要。

在南通诸多肝癌患者的调治中，我们领悟到只要肝质地不是太差，癌肿发展不是很迅猛，中医药为主体，配合一定的西医疗法，也许是最聪明的，最富智慧的。因为多数情况下癌只是一种慢性病，欲速则不达；需慢慢调整，综合纠治。或者说，我们应该努力争取把癌症调控成慢性病，这才是正道。

编者感思

张院长得知我撰写书稿时，在身体刚刚"阳康"后，就手写了这篇文章。发黄的书信格子，每页256字，整整13页。繁体字较多，短句较多，惜墨如金，语风古朴，字里行间流露着果断、精炼的硬汉作风。

因出于对张院长精神的敬仰，我还是电话采访了他本人。

采访中，张老几乎没有提及他的悲痛，却两次哽咽：

1. 当我提起"作为外科医生的您一辈子都在为患者消杀病毒，自己却染上了病毒"时，张老啜泣了。我问他是否后悔了，答曰：从未后悔过，共产党员就是为人民服务的，只是没能好好照顾好自己的身体。

张老这么一说，他情绪平息了，反而，我哽咽了。

2. 张老说前几年听说何教授的身体小有不适后，立马给他的学生金泉克、杨涛、陈秋月、孙娜娜等医生打电话，要求他们千万千万千万要给教授找最好的医生，不惜一切代价助力何教授康复。我问他是否担心会失去自己的好医生，答曰：万一何教授有什么三长两短，那不仅仅是他的损失，还是几十万肿瘤患者的损失，更是医疗界的损失。

听得出，张老的凝噎，等他缓和后，我却泪目了……

对患者，张老高风险、高强度、高效率，像一台永不疲倦的机器全速运转；

对亲人，怀乌鸦反哺之私情，扇枕温衾、愿乞终养；

对恩人，投我以桃，报之以李。

张老说一遇贵人周伟平，二遇贵人何裕民，是前者的切除，后者的调理，才给予了他第二次生命。或许连他自己都不知道，他给予了无数人第二次生命，他也是别人的贵人。

张老生在海边，血液里自然融入了海的味道，渐渐长成了海的模样：

教授对他恩重如山，他则对教授情深似"海"；

张老救了不计其数如东人的性命，自然，福"如东"海。

癌情概述

世界上近一半（45.3%）的肝癌新发病例在中国。虽然近年来我国肝癌的发病率有所下降，但发病粗率仍相对较高。肝癌的主要病因与乙肝病毒感染、饮酒等原因有关。而近年来非酒精性脂肪性肝炎等成为加速肝癌发展的致病新因素。肝癌之所以过去被称为"癌症之王"，是因为该病起病隐匿，早期发现率不高，一旦发病，其恶性程度很高，发展快，病程短，且预后大多不良，容易反复复发或转移。

针对防范反复转移复发，除外科、介入、微创、靶向、免疫等疗法为手段外，我们的经验是中西医结合：充分利用中西医学的不同优势，西医抗癌治其标；中医保肝防复发求其本；有效整合，扬长避短。早中期患者可先借助西医疗法，重在抑杀癌肿，减轻肝内癌负荷；同时佐以中医药保肝护肝，减毒增效。

一旦西医创伤性治疗告一段落，即以中医零毒抑瘤为主，配合辨证施治；既温和地清扫残余癌细胞，又有效地保肝抗病毒，阻断肝损坏进程，防止新癌灶出现。一旦出现新病灶，仍可以上述思路为主，尽可能减少创伤性治疗；重点在于零毒抑瘤，保肝护肝，逆转肝硬化或纤维化进程，减少新病灶出现的可能，已达求本之效。

赚来的父女俩

——巨大型肝癌多次复发，借中医药
　康复12年

李先生

年龄：48岁

职业：工人　　地区：江苏徐州

叙事要点：巨大型肝癌，术后复发多次，中医药康复12年，并获得二胎。

患者自述

我曾经喝酒很酷

我在江苏徐州铜山区的一个国营酒厂工作，虽然我不做销售，但是受民风民俗的影响，平时应酬较多，而且一喝就多。江湖上有传言："东北虎，西北狼，喝不过徐州的小绵羊。""丰县喝倒，沛县刚好。"一点都不夸张，对我来说，白酒三四两足不出户，五六两刚刚起步，七八两马马虎虎，喝过一斤才算真酷！（一两约50毫升，一斤约500毫升。）

徐州城都说太大了

2011年"三八"节，我准备出差。出差前几天，总感觉后背有些瘙痒，胃口挺好，但是吃了就拉，而且是拉稀，浑身没有一点力气。

怀疑胃不好，就去徐州某院做了B超，发现有个巨大的阴影。再继续CT检查，发现有个巨大的肿瘤，大小大概为13厘米×13厘米×10厘米。医生对我妻子说：太大了，不能手术了，只能做做介入，就算做了介入，也最多活3~6个月，想开点吧！

老婆肯定想不开，更是不甘心，跑遍了徐州所有的医院，诊断结论几乎一样：不能手术。

后来老婆的姐姐找到了上海某院调任到徐州二院的一位教授，看了报告，他说可以手术。

妻子尽量满足我

3月11日住院，13日，徐州二院请前文提及的上海专家做了手术。我昏睡了一天一夜，后来老婆形容：术后，主治医生端出来一个托盘，她看到了一块肉，黑红黑红的，也有点紫红紫红的，像十几年前生日宴上，用颜料染红的鹅蛋。

老婆后来告诉我，亲友当中有相同病情的人，也确实没撑到3个月。所以，听了医生的诊断结果后，她心里只有一个想法：非常非常不舍，吃的用的，总是给我最好的。其他需求也都尽量满足我，想吃啥就给我买啥，想看啥就带我去看啥，想见谁就去请谁。

老婆除了照顾我，每周都去祷告，向外，祈求上苍的保佑和庇护；向内，能做的就是尽人事，听天命。

被架着来到了上海

住院期间，看电视是消磨时光的唯一方式。

有一次，看到电视上采访一位像我一样的肝癌患者，手术后都活了5年了，我和老婆羡慕得眼睛都要冒出来了。

记得老婆很深情地对我说：老公，如果你也能这样，我天天祈求上苍保佑。

出院的前一天，也就是3月28日，连续看了好几天的北京卫视"养生堂"栏目，其中有一位教授讲到一个观点——癌症只是慢性病，一下子震惊了我，我当时就发誓一定要找到这位医生，因为这句话给我的生存时间留有了余地。

能说这句话，足以表明医生有很深的学术造诣，又有很温暖的人文关怀，更有厚实和充沛的底气，要不也会像前面的医生一样，只宣布死刑，然后交给患者本人去执行。

打了很多个电话，查了很多资料，2011年7月，做过两次介入的我，身体已经非常虚弱了，就被老婆和小舅子架着乘坐绿皮火车来到了上海，拜访电视里那位还没见面就点醒我的教授，他叫何裕民。

何教授为我把脉，认真地看了片子和各类报告、住院记录，对我妻子说：先生这个情况建议要做射频，别着急，在路上。

妻子当时似懂非懂的，也不太明白"在路上"的含义，但是感觉到是有生存的希望，要不就不叫"在路上"，而是"在尽头"了。

然后，何教授就给我们推荐上海六院的胡兵教授，告诉我：做射频创伤小，恢复快。如果后期有复发，到两三厘米时，还去找胡教授做掉。其他时间，就按要求服用中药。

复发到我怀疑技术

此后，我基本每个季度去找何教授调调药方，教授便会嘱咐我定期查血常规和CT，一旦发现复发，让我马上找胡教授做掉。

正如何教授预料的一样：2013年，复发了一次，做掉了。2015年1月，2015年10月，又各复发了一次，又做掉了。

我就纳闷了，甚至怀疑了，就找到何教授问：我一直按照您的要求吃药，为什么还会这么频繁地复发？教授微微一笑说：你的肝硬化，质地不太好。就像撒了很多种子，有的烂掉了，有的生长出来，但是生长出来是要一个过程的。

听他这么一讲，我感觉虽然复发，但都在可控的范围，并没有那么可怕。

康复的信念，又坚定了……

教授同意我妻子怀孕了

在我生病前，妻子怀了一个孩子，流产了。对此，妻子一直耿耿于怀，闷闷不乐，总觉得遗憾，常常自责。尤其是在我生病之后，她更加后悔，总感到是一辈子抹不掉的痛，隐隐的，又深深的。

我生病以后，身体就不具备了要二孩的条件，妻子对生育几乎绝望了，越想越在意，越想越后悔，越想越自责，越想越遗憾。

和我年龄相仿的小伙伴，都开始计划二胎了。妻子更着急了，如果生了二胎，万一以后我有什么不测，两个孩子之间，母子之间也能互相照顾。我则想：这么多年过去了，我的各项指标都趋于正常了，也算是个正常人，一来禁不住自己的欣喜，二来想圆了妻子多年的梦想，三来也想创造一个生命奇迹。最初患病的一两年，只想着死，想着死的方式，是躺在马路上，还是吊在布条上；现在则一心想着活，想着为孩子活，把大孩子培养成才，接着续上二孩子。

我问教授：我现在感觉身体状况还行，想再要个孩子，可以吗？

教授看着我，很认真地说：你做个全面检查，只要血的指标正常，完全可以。

发现自己怀孕之后，妻子心理极其复杂：一是担心孩子是否健康，二是担心我万一有个三长两短，该怎么养活孩子。去徐州二院和徐州四院都做了检查后，我们夫妻俩各项指标正常。当孩子生下来的那一刻，一种从未有过的幸福弥漫整个产房，那天阳光通过窗子照到妻子的枕头上，妻子感觉人生一下子圆满了，整个世界也都亮了。

大白菜有点甜

2016 年 6 月，二女儿出生后，我再也没有复发。不复发心情就好，再加上看着两个女儿一天天长大，心情更好。

自己的病情也像波浪一样，风号浪吼之后终于渐渐平静下来。它不再折腾我，但我也不掉以轻心，时常关注它。我依然坚持每季度去看一次何教授，教授总会给我调调方子，我也会严格按照医嘱服药、饮食、运动。

上海，太原，石家庄，济南，南通，教授在哪里巡诊，我就去哪里找他。即便教授不给我调方，我见到他，聊聊家长里短，我心里也感到踏实。

年后我就 48 周岁了，头发仅有鬓角的寥寥几根白了，其余地方浓而密，体重也稳定在 160 斤（80 千克），食欲旺盛，就连今天晚上，还吃了一大盆白菜粉丝炖五花肉，两个大馒头，一碗稀饭。

经历了太多的酸甜苦辣，吃着大白菜，听着大女儿大声读着课文，看着小女儿在膝边绕来绕去，突然觉得：以前有点苦，现在生活有点甜！

玻璃上的那片树叶

一位肺炎患者，将生命的希望寄托在病房窗外最后一片藤叶上，以为藤叶落下之时，就是她生命结束之时。她的朋友很伤心，便找到了一位画家在玻璃上画了一片叶子。患者看到，尽管屋外的风刮得厉害，但叶子仍然长在高高的藤枝上。心想：叶子在寒风依然可以生存，自己为什么不能？于是，患者坚强地活了下来。

仅以此篇，献给我心中的那一片长青树叶——何裕民教授！

医者点评

还是先讲一个被收入《现代中医肿瘤学》案例吧，与本故事有异曲同工之妙：

1997 年 7 月，一位来自济南的内科军医因肝癌术后复发，已属晚期，失望无助之时，在妻子的陪同下辗转到上海求治。当时，上海举行了一个肿瘤康复报告会，报告教授强调："当丈夫生了癌，有了生命之虞时，妻子应该用爱去感染他，激励他，不妨经常爱抚他，和他大声地说'我爱你'，帮助丈夫共同渡过难关。"说者无意，听者有心。5 年后，该教授应邀去山东某电视台做嘉宾，介绍肿瘤防治经验。而观众席上正坐着这对夫妇，一眼就认出了这位嘉宾，激动得热泪盈眶。夫人感慨地说，就是您的"我爱你"……这动人的一幕，让很多人感动流泪，导演当即改变原"脚本"，把这类真情插入了节目中。播出后，泉城反响热烈。这就是亲情及真情的力量，也是家庭成员关爱的重要性，而这种重要性是旁人或其他途径无法替代的。（《现代中医肿瘤学》，2005）

这个报告教授就是医者。

可见，当时我们就强烈意识到：爱也是一剂良药！

李先生的肿瘤叙事，再一次强烈折射出这一颠扑不破之理！

李先生来找我时，尽管全身状态极差，但仔细研究病史资料及 CT 等影像证据后，我对他的病情和预后判断还是有底气的。诚如前文所述，他是勉强为之的姑息性手术，手术创伤很大，手术切缘做得不是很理想；右肝切缘边上有块像烂泥淖一样的伤疤，凭经验，这个部位定会反复发作多次。但其他部分肝区基本状态却还可以，患者尚属年轻，体质不错，故有"在路上"之判断。

"在路上"一语双关，既可继续发展下去，直至不治；也可设法阻遏，令其回头！遂，强烈建议他不能再做化疗药介入了。**虽介入能带来短暂的病灶控制，却对整个肝伤害太大，对全身副作用不小，又属竭泽而渔，对肝区其他部分可造成新的伤害，得不偿失。** 如再出现新活性病灶，不妨用射频或消融等微创方法。后者犹如绣花针修复一样，比起介入类"大水漫灌"，损伤要小多了。当然这操作要求很高，不是一般医生都能做的，但也有医生做得很好。

果不出所料，李先生隔一段时间"春风吹又生"，复发一次，控制了；不久又复发了，还是老地方，又精细控制了，前后反复折腾了多次；但越到后来，他总体状态越好（因没再经历剧烈的创伤性治疗）。终于，在这总体思想主导下，他完全康复了。当他提出想再要一个孩子时，证明他已满血复活，在期盼新的美好生活了，遂信心十足地应允他了！

其实，在允许范围内，让康复者实现自己的某些愿望不是坏事，而是好事，也是种疗法；须知，这至少既可以令其遂愿，又可增添生活情趣，并有助于社会生活及信心之恢复。我相信，其**宝贝女儿的疗愈功能，绝对不亚于多少张中西医处方！**

类似的案例我们有很多很多：深圳的林某，20年前（2003年）26岁时被判为晚期肝癌，既没法手术，又没法介入（他对碘过敏），且当时还没靶向药；就在笔者调治下走了出来，遂认笔者为义父。之后他结婚生子，有了多个孩子，现事业生活两不误，成为深圳市肿瘤患者的希望灯塔。（《癌症只是慢性病——何裕民教授抗癌新视点》卷尾有其相关故事）

为李先生治疗时，其实是有靶向药可选择的，但我们只是备而不用。何也？医疗就是种实用技术，能用简单且少创伤的方法取效的，何必急吼吼各种方法一起上呢？再说，靶向药是会耐药的。且不同医疗方法，都各有适宜范围。像李先生的情况，**局部复发，可微创局部解决；重点则调整全身状态及肝之质地，而不**

是千篇一律地各种方法乱上。这些，正好可以很好地发挥中西医学的互补之效，至于其他疗法，则可备而待用！

其实，医生的真正水准，更多地体现在不同方法的选择、取舍、平衡、组合、搭配及恰到好处的少用／不用等方面，而不是不管三七二十一乱用、都上。因为今天肿瘤治法太多太多。因误治致死者，并不少于因癌而死者。

只不过多数人（尤其是医生）不愿意承认这一事实而已。

编者感思

从李先生的心路历程来看，千里迢迢找到何裕民教授，只是希望能从教授口中说出一句"你的癌症只是慢性病"。可以说，他不是去看病，而是寻求的一种心灵安慰。

因为对他而言，手术相对于不手术，有希望；可手术，不代表有活下去的希望。要不，夫妻俩也不会对生存 5 年的肝癌患者投以美慕的眼神。

可是，当复发时，他又对"活在路上"的希望产生了怀疑，对中医的"零毒疗法"产生了怀疑。

何教授说得真好，肝脏像一块土地，虽然土质有病菌的存在，但不妨碍能长出绿色无公害的果蔬。复发，正常；复发时焦虑，也正常。正确地看待复发，才应成为肿瘤患者的家常，而不能让情绪反复无常。

做父亲，是一个男人的权力与自由，可是对于李先生来说，却成为他的至高荣誉，对于李夫人来说，也享受到了至高的幸福。

因为，他差点连自己的性命都没有保住，而现在，用保住的性命又带来了一个新生命。他自称为走了一条黑路，可是现在大白菜里也能吃出生活的甜味。

人是白天看得远，还是夜晚看得远？

当然是夜晚。

灯火阑珊的深夜，目力所及的不仅仅是牛郎、织女、北斗星，还会看到许多星球；即便在晴空万里的白天，最远也只能看到太阳，而在深夜进入视野的，大都是银河系的星球，他们比太阳又远了岂止万倍？

自然和社会就是这样充满了辩证法。当你的人生处于暗夜时，那是上苍让你有机会看清白天看不到的更遥远的风景，并以此来拓宽你的视野，启迪你的心智。当你的人生处于幽深的谷底时，那是上苍让你有机会积聚成长和上升的力量，昼夜轮回，白昼过后必是黑夜。

过好黑夜的方式取决于你睁不睁眼，抬不抬头，是否追逐光明……

癌情概述

肝癌，亦指"原发性肝癌"，主要包括肝细胞癌（HCC）和肝胆管细胞癌等多个不同病理类型。中国肝癌新发病例约占全球的 45.3%，5 年生存率为 14% 左右。

中国肝癌患者有自身特点，多数有乙肝病毒感染／肝硬化病史，就诊时大多已属中晚期（70%），表现为肝内肿瘤负荷大、合并门脉癌栓概率大、肝功能较差等，已失去根治性治疗机会，这与欧美等发达国家肝癌人群差异较大。目前肝癌的治疗主要以手术为基础的综合治疗，包括介入治疗、放化疗、免疫生物治疗等。中药治疗在肝癌的围手术期、术后辅助治疗期、随访康复期、姑息期等不同时期，都可起到控制症状、预防复发转移及延长生存期等的作用。

现供职于第二军医大学的副教授赵若琳博士曾对我们门诊413例肝癌患者进行过临床观察分析，发现配合中医药治疗，肝癌的平均生存期可达到110个月，中位生存期75个月；1年、3年、5年生存率分别为83.8%、63.3%和50.2%；也就是说，平均可以活过9年。尤其是手术后联合中医药治疗，患者的平均生存期为128个月，中位生存期为92个月。而在纯中医药组（其肝癌患者都以晚期为主，不能接受手术、放化疗的，可能部分会配合靶向等治疗的），患者平均生存期为77.56个月，1年生存率达到97.30%；即平均可以活6.5年！可见，肝癌已经不再是癌中之王了，它"退位了"，人们可以更从容地应对它了。

患者的"私有磁共振"

——爱，让晚期肺腺癌患者创造奇迹

李先生

年龄：78岁

职业：工人　　地区：重庆

叙事要点：亲情之爱，让晚期肺腺癌多处转移患者康复12年。

患者妻子代述

抽烟抽出了蚕豆粒

我家先生姓李，2011 年，时年 66 岁。

有一天，他告诉我脖子上有两个小痘痘，我一摸，像蚕豆一样大小，和以前任何时候的痘痘都不一样。加上先生连续咳嗽，咳到浑身无力，我们就到医院做了很多检查，确诊为肺腺癌，并已转移到纵隔淋巴和骨头。

得病的消息突然降临，加上医生告诉我，他最多只能活 3 个月，我们全家陷入了万分悲痛的境地。

我们夫妻俩从 40 岁开始坚持健身，已持续二十多年，先生浑身都是发达而厚实的肌肉，一点都没有花甲老人的臃肿或佝偻形象，身材好得很，怎么可能是这个结果呢？

当然我现在找到了原因，他考驾照期间，经常和学车同学一起在驾校关着窗子抽烟、吹牛、侃大山。估计，一手加二手的烟雾，肺都被熏成了黄油面包。

可当时于我而言，像晴天霹雳。清楚地记得，那一天是腊月二十六，空中此起彼伏的鞭炮声，炸得我更加烦躁不安。医生说他骨转移，我感觉自己也是骨转移；医生说他只能活 3 个月，连我自己都认为，过不了这个年关了。什么年货也没操办，家里冷冷清清，每天夜里都是泪流满面，严重失眠。

汤+孙女=快活地活

按照医生要求，半年，先生共做了6次化疗。

我们家住解放碑，我每天早上4点起床，甲鱼汤、鸽子汤、母鸡汤……我不停地变换着花样给他煲汤，再坐871路第一班公交车来到新桥医院。当年路上多处修地下通道，可是我到医院才7：20左右，半年时间，风雨无阻。到现在只要看见871路公交，就会回忆起很多往事，心寒鼻酸、心痛不已。

化疗间隔期，我们便返回家中休整几天。当年，孙女才读三年级，我就不停地给老公打气：你要好好配合治疗，至少要活到孙女上初中吧！每当这个时候，先生眼里便闪现出一丝光芒。

不知是我半年如一日的7：20把汤送到病房给了他信心，还是孙女让他看到了希望，总的来说，先生从确诊到治疗期间，心情都比较愉快。至少在我面前，一次都没哭过，好像没生病一样。住院期间，他还总是安慰伤心、悲观的病友，我也配合去安抚痛苦的病友家属，因此结交了很多病友。

用房子换靶向药？

6次化疗结束复查时，肺部肿块全部消失。

2年后复查，左肺部病灶又长了出来。医生找我谈话时，安慰我："不用怕，只要你们坚持在这里治疗，给你用上靶向药易瑞沙，半年就会好转，只要连续服用半年，后期药商会有免费赠药的活动。"

当时易瑞沙500元一颗，虽然听起来价格不算贵，但算下来，半年就是近10万元。想想自家还有一套小房子，卖掉的话，至少可以吃一年。倘能用房子换回老公的健康，卖掉，值！

心动之余，咨询了身边很多吃过该药的病友。病友说，药效不错，可服用后不到半年就出现了耐药情况。赠药要求也异常严苛，一旦出现耐药，不可以继续享受赠送，并且需要频繁配合复查。

一筹莫展时，有病友向我推荐源盛堂中医门诊（当时还在解放碑），我当天就赶了过去。接待我的是李颖菲医生，看她笑容甜美，态度真诚，对病理、病情的分析细腻、系统，就央求她帮我约到了何裕民教授。

何教授建议我们以保守治疗为主，配合一些中药。我们就服用了一年，复查时，转移病灶整体稳定，只是稍微长大了一丁点儿，这时，何教授建议用伽马刀控制一下，治疗后一直中药服用到现在，一天都没有中断。

管住嘴儿和管不住嘴儿

最怀念的是病友老李，在公安局上班。他喜欢吃先生做的尖椒兔，我们就经常做好后给他送过去。

老李第一个特点：太能管住嘴。病一旦有点好转，就马上停药；加重了，再重新吃起。

老李第二个特点：管不住嘴。何教授一再强调不能吃辣椒，他就偏偏爱吃火锅，一天不吃就过不下去。

后来慢慢转移到头部了，为了帮他，我们两家还在一起住了一段时间。可惜，那一次他去了加强监护病房后，再也没能回来。

随着时间的推移，当年的几十个病友在通讯录当中，都慢慢地离我们而去，到今年为止，电话一个都打不通了。

儿子发现了金矿

先生当兵期间是在汽车连。转业后，有几个战友在重庆开了汽修厂，先生经常过去玩，所以心里也一直有个驾照梦。

在确诊前 3 个月，先生就在考驾照，刚过了两科就患病了。

后面几科因为要住院化疗，没法完成了。谁知，第5次化疗后，他提出仍要到驾校考试，坚决要拿到驾照，还信誓旦旦对我说：哪天拿到驾照了，就买个长安面包车，带上床上用品和锅碗瓢盆，想去哪里去哪里，走到哪里吃哪里，吃在哪里住哪里。我反问他：你都67岁了，真的，还是假的？看着他那么认真，决心又那么大，我也就支持他了。

学开车的每一天，他心情都非常愉快，家门都称他老大，我根本看不到他难受的样子。最后，他通过了后面科目的考试，终于拿到了梦寐以求的驾照，那高兴劲就无法形容了，天天拿出驾照本看几眼，不管去哪里，都随身携带。

2021年国庆节，儿子从广州专门请假回来，对我说：爸爸10岁了，为了庆祝，咱们全家去夹金山旅游。

一开始，我还疑惑不解，过了半天才反应过来，才明白"10岁了"的含义。

在夹金山，我们看到了崇山峻岭，林木参天。在夹金村，我们见识了村民的热情、淳朴、善良。

车子行至海拔4 600多米的高原顶上时，车胎爆了。儿子有些惊慌失措，这时，先生不慌不忙走下车，三下五除二，换下了备胎。

谁能想到，一位76岁的肺癌患者，一位曾被医生判了死刑又活了12年的人，在这样一个空气稀薄的高原上，竟然活得这么有声有色啊！

儿子开心地大叫：经过了这次考验，下次我们到新疆去，到西藏去。在夹金山，我发现，老爸其实是一座金矿啊！

其实，先生也会生气

看到儿子的激动，不免让我想起，先生从2011年7月化疗结束，就到何裕民教授重庆工作室接受中药调理，至今12年了，

12年来，先生从未吃过何教授处方之外的任何一种中药。12年如一日，先生都是认认真真服药，一天不落，中途有一次病情反复，何教授及时给出调整的治疗建议，每个月打保骨针，肺部肿块做个伽马刀治疗，先生全部认真按照何教授的医嘱建议完成。

目前，转移病灶全部消了，经过多年的 CT 检查，肺部原发肿块一直在慢慢地缩小，这就是教授所说的带瘤生存吧。

每当有病友咨询相关问题时，先生便会提起何教授。如果有人质疑，先生的脸色便拉得很长，这是我唯一能看到他生气的样子。每当这时，我便会给患者使个眼色：你们想听就听，不想听就保留意见，千万别发表意见，何教授在我先生心中是"一尊神"，不接受任何反驳。

丈夫的"私有磁共振"

因为先生康复得好，不知不觉间，我也在癌友圈子里小有名气了。

经常有认识的，或者陌生的病友问我：作为家属，你是怎么照顾老伴的，能不能提供点经验？

我能告诉他们"我会把中药磨成粗粉，再滤出来，分装在小瓶里。瓶子易冷，我就缝制很多套子，套在瓶子上保温"吗？

我能告诉他们"我经常去新华书店查阅相关书籍，抄在笔记本上，回来后一步一步实施"吗？

他们是没耐心听的，对于这个问题，我总是一声长叹，因为三言两语确实说不清楚。

再后来有人打电话问类似问题，我就反问他（她）：你是患者本人吗？是家属的话，我就不给你多讲了，因为不是患者本人，我感动不了。没有感同身受，也无法理解、无法接受。就算家属接受了，家属再转告给患者，患者也未必能够接受。

都说"生病找医生，生死靠自己"。我则认为，"主要靠自己，首要靠老婆"。

家属对患者的病情一定要细致观察，留心记忆，不管出现什么情况，一定要在第一时间做出正确的判断。哪里出现了问题，能第一时间做出处理，不能拖延一分一秒。

磁共振检查是临床上最常用的一种方式，安全、精确，但需要排队。其实，精心呵护的妻子便是丈夫随身携带的"私有磁共振"。

如果说，母亲决定了男人生命的起点，妻子则决定着男人生命的终点。

医者点评

李先生及其家属与我们相识多年，交往颇深，自认为十分了解，但看完康复叙事后，还是感慨万千！的确，患者靠家属的关照及家庭的亲情，走向了康复。老实说，10多年前肺腺癌加骨转移，并不容易完全康复。他现在12年了，不需要其他治疗，已完全康复了。这过程中，除了医药等科学措施外，还有一个不可忽略的关键因素：就是家庭的关爱。这，有时是举足轻重的。

这使我想起了2005年主编国家级教材上的一段故事，故事发生在1997—2001年，现摘录如下：

一个晚期巨大型肿瘤患者，在夫人陪同下，千里迢迢，从胶东到上海，接诊的名医一看CT片和患者，冷冷地说：回去吧，3个月，好好吃点吧！于是挥挥手，示意他们退下。夫妻俩当场抱头痛哭，患者很快感到肝病处如撕裂，被人搀扶到另一位肿瘤专家诊室，该诊室挤满了求诊人。该专家见状，立刻站了起来，恳请其他病友给他让座，并随意半蹲在他身边做问诊和初步检查，随即掏出手机，请求一位有类似严重病史，现已痊愈了的肝癌病友，能否与这位病友及家属谈谈。征得对方同意后，即告诉这对夫妻："这是一位和您患同样严重病情的患者，现在康复得很好。您若愿意可先与他交流交流，也许对您会有帮助，现在我这儿患者比较多，都是肿瘤患者，我先安排你们在隔壁屋子里谈，这边患者看完后，我可以花比较多的时间，再和您详细讨论您的病情。您看好吗？"这对夫妻心情很快平静下来。最后医生又足足和他们沟通了一个多小时，并告诉他们，夫妻恩爱这时比什么都重要，您的病，不是没办法了，结果这对夫妻破涕为笑。在这位医生的诊治下，或者说，人文精神的具体感染下，这位患者足足活了四年多。

什么叫"人文关爱"，这就是人文关爱！没有模式，没有程序，只是充满爱意的一种言与行，一种沁人心肺的言与行。正是这种爱，常能创造生命的奇迹。可以这么说，在今天的医疗条件下，许多情况下我们缺的不是技术或药物，而是一种精神，一种崇高的人文精神，一种真正的大慈恻隐之心。有了这，没有办法可以创造办法，而对肿瘤这类难治性疾病，这种关爱，这种精神，尤其显得重要。(《现代中医肿瘤学》，2005)

其实，第二个接诊的医生就是笔者本人。作为该书主编，笔者把这段文字命名为"出自内心的关爱"，强调只有"具备了人文医师的最基本的条件——一颗仁爱普善之心。而要谈人文关爱，离开由衷的大慈恻隐之心，不能真正视病人的痛苦为至亲至爱之人的痛苦，只能是流于形式的摆设"。(《现代中医肿瘤学》，2005)

这些年，笔者等诸多学者/医生都在强调加强医学人文素养。

此刻不仅回想起一段颇为无语的争议。约10年前的7月，《健康报》组织一场关于临床好医生的讨论，约我写第一篇稿子。我就医生如何动员/指导家属做好亲情关爱谈了想法。编辑认为很好，加编者按刊载了。结果引起截然两种反应，很多人举双手赞成；也有很多人，包括高年资的医生及管理者激烈反对，甚至谩骂及讽刺，说何某认为只要有爱，就能解决任何问题。编辑把来信转发我，希望我回应。我看后无语，不想回应。我能够叫醒装睡的人吗？医学缺乏人文、缺乏关爱，行吗？显然，今天中国的医学，尤其是癌症治疗中，常常就缺少了人文关爱及宗教信仰类的终极关怀！才常显得那么冷冰冰，那么无奈，那么技术大有进展却又令世人不安[1]。

笔者 2016 年在写《抗癌力：何裕民教授抗癌之和合观》一书时注意到了一个现象，命名为"安娜·卡列尼娜现象"。

托尔斯泰名著《安娜·卡列尼娜》中有句经典名言："幸福的家庭都是相同的，不幸的家庭各有各的不幸。"其实，癌症防范何尝不是这样？能走出癌症困境，尽享天年的，细细寻觅，大都有共性因素。难以走出癌困境的，常也有相同之处。就像是"不幸的家庭各有各的不幸"，其中缺乏对癌症患者充分的爱及关怀等，可能就是共性因素之一。（《抗癌力——何裕民教授抗癌之和合观》，第 37 页）

编者感思

李夫人在丈夫身上更多的是一种自身的投射，所以在她心里，已经描绘了无数有关于丈夫的轮廓，在日复一日地描绘中，丈夫的轮廓也在不断地被深化——她在意身材，也拉着丈夫去健身；

癌症疗愈录——肿瘤门诊叙事纪实

---

1 《剑桥医学史》主编罗伊·波特（R.Porter）在该书前言中开宗明义说 20 世纪"在西方世界，人们从来没有活得那么久，活得那么健康，医学也从来没有这么成就斐然的！然而矛盾的是，医学也从来没有像今天这样招致人们强烈的怀疑和不满"。

丈夫病了，也觉得自己病了；医生判断丈夫活不过3个月了，自己也觉得挺不过年关了……

反之，李夫人卖房治病的决心，凌晨熬汤的细心，用亲情鼓舞的慧心，济困扶危的热心……都带给丈夫活下去的信心，按时用药的耐心，自驾出游的雄心，和抗癌良药称心。

他们，是典型的"灵魂夫妻"。

夫妻恩爱是一个不老的话题，夫妻之爱，不一定能够治病；但，若没有，一定能够致病。

默契与共，相伴同行的两个人，才能够实现相互交融，相处共生。

岁月漫长苦寒，有了同频共振的那个人，何惧坎坷曲折？

只恨流年太短。

癌情概述

肺癌是我国发病率及死亡率均居首位的恶性肿瘤，是在45岁以上男性和60岁以上女性中最常见的癌症。目前肺癌大致可分为非小细胞肺癌和小细胞肺癌，其中非小细胞肺癌占80%～85%，包括腺癌、鳞癌等组织学亚型，其余为小细胞肺癌等。

研究提示：在男性及北方部分女性中，肺癌发病与吸烟、空气环境污染及不良生活方式有关。肺癌的治疗方式以手术治疗、放疗、化疗、靶向及免疫治疗为主；国内肺癌的5年生存率徘徊在10%~30%，存在较大的地区差异。在日本，则可达到33%。经我们治疗的肺癌患者最多，数据库里达10 390例。我们临床上初步总结表明，中西医结合，5年生存率超过40%。临床研究表明：中医药合理治疗或配合，对控制本病大有帮助。很大部分腺癌、鳞癌患者无奈中只能纯粹借助中医药，也控制良好。

近年来，肺磨玻璃结节患者人数大增，在不抽烟者中很大部分属肺的惰性病变，威胁不大。在定期追踪下，完全可先中医药保守治疗。相当部分患者或结节消失，或数十年不变。但很多患者一旦获悉肺有结节，便匆匆忙忙手术，包括配合化疗、放疗等，结果很可能得不偿失。

临床曾遇一位女患者，肺磨玻璃结节经历 11 次手术，肺内还是出现新结节，人却只能躺床上，形如僵尸了。故如果没有长期抽烟史，体检发现肺有结节而没有症状，可能患肺癌时，下一步该怎么治，建议多听听专业人员（包括中西医专家）意见，以便择善而从。此时，中西医结合将大有帮助。须知多数情况下癌症是慢性病，理性应对才能走出困境。

活着，真好！

——中医药让肺癌失声患者
再次唱歌且康复17年

李先生

年龄：67岁

职业：企业经理　　地区：河南濮阳市华龙区

叙事要点：左肺鳞癌患者术后失声，借中医药再次发声且康复17年。

患者自述

我是黄金叶的代言人

2006 年，我 50 岁。元月初体检时，发现左肺上叶有一 4.9 厘米 ×5.9 厘米肿块，起初我并没有在意，因为平时我身体素质一直很好。

销售行业做了十多年，经常走南闯北，属于"大口吃肉，大口喝酒，大口抽烟"的豪爽性格，我最喜欢抽省内的"黄金叶"香烟，见到客户也喜欢发烟，客户都评价我：

> 能吃能喝好肠胃，
>
> 能说会道又能睡。
>
> 见人就发黄金叶，
>
> 中原大汉很难得。

抽烟几十年了，对于这个肿块，多少还是有点忐忑。

医生再三要求我住院做活检给肿块定性，我这才慎重起来。元月 11 日去郑州省肿瘤医院咨询，前后结论基本一致：必须先给肿块定性。

元月 13 日上午，在洛阳市某医院做了加快活检来确诊，下午结果出来了：左肺鳞状细胞癌。看到"癌"这个字时，真如五雷轰顶，天旋地转，头脑一片空白，不知过了多久才清醒过来。心想："完了，'十个癌九个埋，剩下一个不是癌'，这咋弄啊？"

立遗嘱时被儿子堵住了嘴

我的性格是直筒子，一分一秒也不敢耽误，当天下午，就住进了洛阳某院胸外科，进行了一系列的术前检查后，确定于元月17日上午8点进行左肺上叶切除手术。

手术前晚，我蒙上被子，把结婚20多年来的大事小事都在头脑过了一遍：对妻子，我很忠诚，虽常在外应酬，绝无婚外情；对儿子，我很尽责，虽不常在家，绝对关爱有加；对客户，我讲诚信，虽追求利润，绝没有坑蒙拐骗……可是，为什么这种灾难会落在我的头上？假如亲朋好友知道我的病情，会不会这样想：这个人作恶多端，罪有应得？我甚至后悔起来，也许真的烟抽多了，不敢再想下去了……

越想越苦闷，越想越不解。我十点多把爱人及两个儿子叫到床前，交待："明天手术万一有什么不顺利……"大儿子立马捂住我的嘴巴，不让我说下去了。小儿子握紧我的手，给我打气："老爸相信自己，在全家人眼里，您一直是最棒的。"

这句温暖的话至今一直在鼓励着我。

我"被哑巴"了

元月17日早上8点，我准时被推进手术室，以后就什么都不知道了。

中午12点40分，我被推出手术室（事后听我爱人说的）。医生告诉家属，手术非常成功。元月18日，我儿子才告诉我左肺全切了，医学上说这叫"根治术"，原因是打开后左肺叶全部都呈黑紫色了。更加意想不到的是，手术时喉返神经被切除1厘米，说话已发不出声音。主刀医生说我康复后说话也不会再恢复到从前的声音了。请想一下，一个癌症患者，一个"靠嘴吃饭的人"，一个性格开朗、善于交流的人，手术后突然被告知，以后再也不会说话了，心情会是个什么样子？

七天后拆线，医生说想不到刀口愈合得这么好（我有糖尿病）。看来体质还是可以的。

过了一个邋遢年

当时正赶上过春节，由于家乡风俗的原因，我于2006年元月29日（腊月二十八）出院回家。到家后情况非常不好，发现了手术并发症。胸闷、咳嗽、咳不出来、咽不下去，喉咙那叫一个"黏"啊，连团圆饭都不能吃。没有办法，吃了不少中药，野生灵芝水也喝了，都不能解决问题。给医院打电话，让过几天回洛阳复查，眼看我一天天地消瘦，家人万分着急，那个春节都不知道是怎么过的，谁叫咱得的是癌症呢？能有什么办法呢？

2006年3月19日，天气已基本变暖了，儿子陪我来洛阳复查，CT显示情况良好。医院给开了几天的止咳药，让吃几天准备化疗4个疗程。虽然我知道化疗有一定的疗效，但也知道它带来的副作用。看来后期治疗，也没有什么好办法。

《洛阳晚报》报的还不晚

一天，我无意中看到了儿子买的一本书《肺癌》，内容大概是肺癌的形成及发生、检查、治疗与护理等。其中一个观点，明确说鳞癌对化疗药物不敏感，也就是说不起作用。难道化了也白化？于是，我推迟了预约的化疗时间。

这时，一个来看望我的朋友拿着一份《洛阳晚报》对我说：上海中医药大学教授、博士生导师何裕民2006年4月9日到洛阳来开讲座，专门讲肿瘤专题。实际上在此之前，我也天天收到很多广告、接听到很多电话，不知他们哪里弄来我家的电话号码，也听过几次关于这方面的讲座，都是讲完课，卖药走人，根本不管你以后怎么样。所以对此讲座并没有兴趣，但是又没有任何出路，就抱着试一试的心态去听听了，真是"不听不知道，一听吓一跳"。

何教授讲的道理既深奥又通俗易懂，听得我掉下了眼泪。想想整整3个月的病痛与煎熬，没有一个人可以感同身受。每一次治疗，医生除了看片子、开药方、告知病情、交代任务，没有多余的一句对我的关心。没想到教授会讲"死亡并不可怕，可怕的是冷漠""人性关怀大于技术服务"这样的话语。对于我来说，其实已经做好了死的准备，甚至有几次已经想放弃了治疗，最主要是怕家人嫌弃，最想得到的是家人和医生的关爱、呵护、理解和鼓励。所以，听到教授这么讲，我情不自禁鼓起了掌，会场也随之发出热烈的掌声。有了生存的希望，回家的路上，别提有多高兴了。

我用纸条与教授对话

会后看病，因那时我的身体很虚弱，家不住洛阳，还要赶着回去，大伙让我提前看。当时不能说话，没法语言交流，与何教授的对话只能靠手写。何教授问我术后放化疗没有，我写"没有"。"暂时没放化疗，就对了，"何教授诊断后对我说，"放化疗在某种情况下，是一种很好的手段，但对你的癌症不敏感，这种情况下还做放化疗，不仅意义不大，而且还会进一步摧垮免疫系统，恶化体内微环境，给肿瘤复发转移创造条件。"

想想我在病房里认识的病友刘大姐，才化疗两次，没等到第三次化疗就走了，我都打哆嗦。我问教授要不要化疗，教授没有直接表态，只是建议我："先吃几个月的中药调调看。"听了这话，我郁闷极了：化疗吧，就想起刘大姐的事情；不化疗吧，一句

"调调看"，谁能等得及啊？

接着，何教授安慰我说："癌症只是慢性病，没有你想象的那么可怕，给你开了几服中药方，你先吃着好吗？有什么问题与我联系！"随即给我写了他助手的联系电话。

电话那头全家人都哭了

我抓了中药，当晚就吃了，真是不吃不知道，一吃真奇妙。3天过后，气管就像含了块薄荷冰糖似的。

第九天，奇迹出现了，那天是星期天，我往家里打电话，爱人接的："你是谁呀？"

"你连我的声音都听不出来吗？"我听后已止不住泪流满面。

待听出是我的声音后，她大喊："孩子们快来呀，你爸会打电话啦！"只听电话那头孩子们大喊："爸爸——爸爸！"孩子们高兴得欢呼。

我爱人抱着电话："老李呀！你知道这些日子你有病，有多少人为你流泪吗？我为什么在你面前没有掉过泪呢？这种病最怕生气，不能有心理压力，需要有一个好的心情。老李呀！你能理解吗？"老婆说着说着已是泣不成声了。

我急着说："理解，太理解了，你别哭了。我知道很多看我的人，在我面前都忍不住哭了出来，你看我吃中药这不是好了吗？"

她说："我哭什么呀，我这是高兴。"……

活着，真好

如今，我67岁了，基本上与正常人没有大差异，顶多是偶尔有点胸部憋闷感，也许是手术后遗症吧。

在前几年我还经常去上海或无锡等找何教授，他每一次复诊完毕后，总要夸我心态调整得不错。因为同时手术治疗的病友，早都失联了，应该是"挂"了。但这些倒真的不能影响我，想想一步步走出来，退休后还能到处走走，和老友喝个小酒聊聊天，看着孙子们打打闹闹，不仅感慨：我能够有今天，应该知足了。

在束手无策的时候，在一个重大的治疗方案即将实施的时候，遇上一位既会看病，又会疼人的医生有多么重要。有时候，一个正确的抉择，胜过千金。

回顾这些年的抗癌历程，不仅感慨：活着，真好！

医者点评

老李是我印象深刻的老患者，且感情深厚。其实那天就诊时，他前面有很多癌症患者，因为他症状比较重，气都上不来，瞧着有点可怕，就让他先看了。

老李身材不高，矮矮胖胖，像胖墩似的；说不出话来，死命地咳嗽着，声音哑的，有很深的一口口痰，常憋得脸部通红通红的。

我给他看时，当时也认为是喉返神经完全切断了。理论上说，喉返神经切断了，再发出声音的可能性微乎其微。但他同时还有严重的痰瘀阻塞（伴有肺部严重感染，虽用了多天抗生素，却似乎并不敏感）。痰严重堵了气道，可能也影响到了喉返神经。所以，我当时用了清肺化痰等方法。但并没有多大把握，希望他两三周后找我复诊一下。没想到，他用药后居然效果奇好，很快就发出声音来了，且似乎康复得比较彻底。此后，他每一次来看我，都是笑呵呵的，大嗓门，豪爽得很。不知情者，绝对想不到他是个晚期肺癌且被宣布不可能再发出声音者。

大概前五年间，因为病情因素，也因为没有再做化/放疗，故他找我复诊特别勤快,几乎三四个月一次(毕竟我们隔得很远)。有时多位患友一起来,听到的都是他爽朗的笑声,他活得特别乐观且简单。我们总像老朋友一样,他有家里私事也会与我电话聊聊,因为我大他几岁。

记得他同行的有位女患者,姓林,也是肺癌,其实该女士的病情很轻,一般性的腺癌,恶性程度非常低(从今天看就属惰性癌,不手术也没有关系的),绝对没大问题。他俩一起来求助,我就拿老李开导她。林女士是公务员,始终想不明白自己为什么会生癌?为什么还有这个症状?为什么患病会这么不舒服?见我总是一连串地不明白,始终纠结着,后悔着,怨恨着……她本人学历不低,但自我调控精神心理能力太弱了。不久,老李告诉我她走了,郁郁寡欢地走了!其实是完全不应该走的,至少她不是纯粹死于肺癌的,而是死于抑郁和自暴自弃。所以,我经常在她当面夸老李情商高,自我调控能力强。

只有自我宽容自己,学会用快乐"犒劳"自己,命运才会眷恋你,反复"犒劳"你。

从这个意义上说,**癌症康复的主因在于患者自己。医生,即使是最好的医生,给你最好的药,也只是外因,只是助你康复一臂之力而已。**笔者始终认为,药物手术等只是一个方面,自我精神的振作及心理调整等才是关键性的,属于内因性质的,我们现在称其为"抗癌力"。这些,别人帮不了你,只能通过自己,去寻找适合自己的康复之道。我常比喻说,患癌就像人们行路摔了个大跟头,医生帮你扶一把,疗疗伤,指点一下!下一步该怎么走,能不能从挫折中学会,努力调整步态,更好地走下去,就看你自己的"造化"了——怎么规划自己后面的路!

因此,作为亦患亦友的老李之叙事及康复历程,也是所有的难治性癌症患者的一种楷模,一个范本。**后面的路,是自己在医生指导下走出来的!医生充其量只是个指导者和引领者,或曰生**

活呵护及康复导师而已。

编者感思

......

哈佛大学医学心理学家凯博文（Arthur Kleinman）在《疾痛的故事》批评当下的医学路径：只有病，没有人；只有技术，没有关爱；只有干预，没有敬畏；只有告知，没有沟通……

2006 年，老李刚好过 50 岁，五十知天命。通常人患病后也都会像老李一样：谈癌色变，交代后事……"天命，天命"，听天由命算了。

殊不知，肿瘤患者精神上的病痛，更大于生理上的病痛，即使年过半百，这时脆弱得也像孩子。关注患者心理，可以使其重新理解自己，重新发现生命的方向。

医学最科学的选择不在于是否放弃干预，而在于确定干预的条件与边界。

癌情概述

......

肺鳞癌是病理类型第二常见的非小细胞肺癌，占肺癌的25%~30%。这种类型的癌一般认为起源于吸烟刺激，并随着吸烟数量的增加而上升。

相较于肺腺癌，肺鳞癌具有独特的临床病理特点，故尚无特效的靶向药，且对化疗药物不敏感（以含铂类化疗为标准的一线化疗药），因此其治疗更有难度，预后也更差。

近几十年来，针对肺鳞癌的治疗并没有取得明显进步，包括化疗、靶向治疗以及免疫治疗等。因此，如何有效而合理地应用各种治疗方法，提高肺鳞癌的个体化治疗效益、提高患者的生存时间，仍是亟待解决的临床问题。

其实，根据我们的经验，很多化疗效果欠佳的患者，完全可以换一种思路，改成以"零毒抑瘤"加辨证调理，也许就可以柳暗花明，实现缩小，甚至消除癌组织的目的。至少通过中医药积极合理地调整，对于后续的治疗可以起到协同增效的作用。

夫兄·弟媳·向日葵

——相互提携，更能共同走出困境

患者一　刘女士

年龄：61岁　　职业：单位职工

患者二　唐先生（刘女士夫兄）

年龄：68岁　　职业：企业管理

地区：江苏南通

叙事要点：刘女士，宫颈癌借中医药顺利康复12年，又逢夫兄唐先生患直
　　　　　肠癌且肝转移，由刘女士促成，借保守治疗，携手康复11年。

患者一自述

我拉出了一捆麻绳

2011 年 3 月，我开始拉肚子，最初一天两三次，再后来五六次，到最后，拉得记不清次数，持续了整整 5 个月。

老公说我拉滑肠了，我还真的有了幻觉：每一次蹲下来，就感觉拉出了一米长的小肠。算起来，一个月就得 150 米，这 5 个月过去，足足拉出了一捆麻绳的长度。

从吃肠炎药，到胃炎药，反正都是看不好。这才想起，去做了肠镜检查。同时抽血做了肿瘤指标检查，稍微偏高了一点点。当时医生说：没事的，你拉肚子拉了这么长时间，有炎症的话，也会引起偏高的。

不知不觉的，又到了当地中医院，扎了针灸，吃了中药，十来天后竟然好了。

南宁之行，"难"以安"宁"

为了庆祝我的康复，7 月底，女儿带着我去南宁旅游，或许是看到了近百株树龄千年以上的苏铁，我很兴奋，精神也很好；也或许是精神很好，青秀山风景区又如此之大，几天走下来，累了；又或许是累的，旅程即将结束的后几天，我又开始拉肚子，拉到四肢无力，拉到不敢上车。

回到南通，立马再去查了一次癌症指标，数据又上去一点，医生说没事，理由是：肿瘤引起指标升高的话，指标会更高。

我还是怀疑自己，回家后就在电脑上输入"癌症指标升高"搜索，看了所有的网站，评论区的答案也五花八门：胃癌啊，食管癌啊，宫颈癌啊……我最怀疑的是胃癌，首先排除的是宫颈癌。原因很简单，根据病状判断病因，拉肚子最直接相关的当然是肠胃，最不相干的当然是子宫颈。

这一趟南宁之行，让我旧病复发，又不知其因，实在是"难"以安"宁"啊！

照镜子照出了陈晓旭

2011 年 8 月，我还是把自己送进了南通某医院，办理了住院手续，查了 CT，结果显示子宫颈上有问题。

9 月，在南通某肿瘤医院做了病理活检，医生确诊是宫颈癌，三期。我听了之后，心里没有丝毫的恐慌，也许是自己心理过于强大；也许是身边人从未有人得过，我不知道后果；也许，因为无知，所以不怕。

医生说：前期要做两次新辅助化疗，然后开刀，最后还得做后装治疗。我以为先治疗，再化疗。医生说：先化疗，再后装治疗。因为病灶稳定了，后期就不会往其他地方转移了。

顺序的先后无关紧要，早晚都要治，我就遵照医生意见，共化疗了两次。

前期化疗，因为没有开刀，还勉强能够坚持，就是吃东西时会吐。27 日那天，我想第二天要住院了，就洗了澡，准备稍作打扮一番。照镜子时，看到头发只剩下几根了，我再次有了幻觉——

看到镜子里的自己，一个人物的形象突然浮现在面前：剧中的她叫"林黛玉"，忧郁的眼神，柔美中带着丝丝忧郁，让人心生怜悯和怜爱。但就是这样一个时光美人，却在巅峰时期皈依佛门，最后还患上癌症不幸去世。网上流传的削发前后对比的样子，让人唏嘘不已。

我没想到自己现在也是这个形象。我没接触过宫颈癌患者，从来没有想象过女人光着头的样子，更不能接受平时爱臭美的自己成为这个样子，毕竟我才50岁。于是，我崩溃了。

靠吐不干净积累营养

本来的惯例是在哪位医生手上看的，就在哪位医生手上做手术，因为这家肿瘤医院离我家太远，所以我在9月28日，到某附院做了手术，方便家人照顾。

术后，医生说还要化疗3次，放疗21次。

或许是受过创伤吧，这3次化疗比前两次的痛苦多得多，一点都不能吃，吃什么吐什么。爱人劝我：反正你吐不干净，吐后总归有点东西留在肚子里的，总比什么营养都没有强得多。

可以说，储存点营养，比积累点茶垢还要难！

后来做放疗，到第19次上厕所时，感觉已经拉完，就想起身，可刚要起身时，接着就要拉。毫不夸张地说，拉得已经离不开厕所了。医生只好停掉，所以后3次，就没有做成。

湖南卫视戳中了我

生病住院期间，我经常收看湖南卫视的一档节目《百科全说》，起初讲饮食的，用药的，我只是觉得很好。但有一期是上海中医药大学的何裕民教授讲到"治疗是否适度？是否过度？有没有更科学的途径减少痛苦，延长生命？"一下子，戳中了我的心窝。

这几个月上吐下泻的日子，到底是否适度，是否科学呢？

立马想求何教授看诊，可是没有渠道。女儿在网上不懈努力，终于查到了，也联系到了，可是要排队 2 个多月。

我想：开刀的事不能耽误，不能等这么长时间，就先在这个肿瘤医院，边挂水，边想其他办法。输液期间，南通市肿瘤协会的同事经常与我聊天，得知我的病情，她建议我参加协会，与病情相似的病友多交流，以减少病痛的恐惧。在协会，我看到南通竟然有何裕民名医工作室，我径直找了过去。

接待我的是周姐，她看了我的所有资料后，认为病情比较严重，就请求上海加急，帮我预约到了何教授。

一剂与9年

2013 年 3 月，我终于在家人的搀扶下，来到了上海。因为我上楼梯都爬不动，教授就到楼下来见我。他看了我所有的诊断书、检查报告、出院小结，都有"膀胱疑似复发"的结论。我认为当时膀胱手术清扫时，没有彻底弄干净。何教授把脉后，没有对病情说什么，倒是夸我性格开朗、乐观，就开了一剂中药，让我服 3~6 个月后复查。

半年后复查时，我的双腿就很有力气了，熟悉我的，都说我是个正常人了。此后，半年看一次，微调一下药方，一吃，就是9 年。

这 9 年期间，每年都去做检查，医生每年都会说"疑似复发"，可一直没有确认，这一"疑"，就是八九年，看来，病情是稳定了，即便"确诊复发"了，我也能接受。

皮肤不能缝制拉链

我生病一年后，老公的哥哥生了肠癌。肿瘤医院手术后，3个月复查一次。第二年，他的磁共振成像检查显示，转移到肝脏，医生让他立即再次手术。

1. 哥哥的经济条件有限。

2. 我得益于何教授，康复得很好，想必对哥哥也会有益。

3. 身体的每一个部位、每一寸肌肤，都不应装上拉链：开刀时拉开，术后拉合；再不行再拉开，开来开去。

鉴于以上 3 个原因，我强行跟哥哥的主治医生请了假，带哥哥去上海看了何教授。

于是，就有了下面的故事（由我老公的哥哥唐先生自述，见第 157 页）。

医者点评

这组案例有诸多可以和大家分享的地方：

首先是刘女士。她是我的老患者，十多年了。第一次找我时，她神色憔悴，全身情况不好。到了门诊，上不了二楼，是我走到楼下就诊的。那时，应该说她一半是遭受化疗等打击，一半是心理垮了，但内心还是充满阳光的。由于终止了过度的创伤性治疗，加上中医药调理，她很快天阴转晴，恢复如初。她有一大特点：乐观、爽朗，不像一般女性那样纠结。她很爱交往，很愿和人分享，属于风风火火，外向型女子。她来过上海多次，一般总是四五个人一起来。常常是人还没到诊室，早就听到她喧哗爽朗的笑声先身而入，所以，我对她能顺利康复充满信心，从不怀疑，因为这种性格者更易走向健康。临床观察表明：外向的、乐观的、豁达且善交往的，更容易获得正能量，自我也常常释放正能量，更易于走向康复。故我对她仅有两个要求：一是少跳广场舞，不能剧烈地移动双腿，因为她小腹下做过放疗，双腿剧烈或大幅度伸展活动后，可能会导致下肢回流受阻而肿胀水肿；只主张散散步，跳跳慢三；不宜跳快步舞，剧烈地大幅度压腿、登山等。二是最好少吃辛辣之品，如减少辣椒、花椒、胡椒等的摄入，因为这些刺激物易诱发下部（直肠、阴道等）炎症，应对了中医学"湿热下注"之说。

在后续的十多年间，她总是那样笑呵呵的，那么阳光，充满欢笑，散发出健康和活力。因此，刘女士的康复，是她自己帮了自己的大忙。

编者感思

关于此案，我想讲一个曾经讲给小学生听的故事：

一百多年以前，凯巴伯森林生机勃勃，活泼而美丽的鹿在林间嬉戏，但鹿群的后面，常常跟着贪婪而凶残的狼，它们总在寻找机会对鹿下毒手。

当地居民恨透了狼。他们组成了狩猎队，到森林中捕杀狼。枪声打破了大森林的宁静。在青烟袅袅的枪口下，狼一个跟着一个，哀号着倒在血泊中。凯巴伯森林的枪声响了 25 年，狼总共被杀掉 6 000 多只。

凯巴伯森林从此成了鹿的王国。它们在这里生儿育女，很快，鹿的总数就超过了 10 万只。可是，随着鹿群的大量繁殖，森林中闹起了饥荒。灌木、小树、嫩枝、树皮……一切能吃得到的绿色植物，都被饥饿的鹿吃光了。整个森林像着了火一样，绿色在消退，枯黄在蔓延。紧接着，更大的灾难降临了。疾病像妖魔的影子一样在鹿群中游荡。仅仅两个冬天，鹿就死去了 6 万只。到1942 年，凯巴伯森林只剩下了 8 000 只病鹿……

这是一个生态平衡的故事，也是物种生命的故事。

刘女士是在"拉得离不开厕所"时，偶然听到了一个"过度"与"适度"的话题，摆脱痛苦的本能让她找到了何教授。是否中药起到了作用，在此不议，但可以断定的是，如果徒劳无益，她不会坚持多年；如果不是坚持多年，她不会毅然决然阻止哥哥复发后的手术。

癌情概述

宫颈癌是全球女性第 4 位常见的癌症，每年新发病例约 50万例，80% 以上病例发生在发展中国家。我国属于宫颈癌的高发区，每年新发病例占全球发病人数的 1/4 多一点。发病年龄则以 40～50 岁为最多，20 岁以前较少见，60～70 岁又有一高峰出现。不过，近些年来本病发病年龄有年轻化倾向。

消除宫颈癌三大关键措施是：疫苗接种、筛查和早期治疗。治疗方面，早期以手术为主，中晚期及复发性宫颈癌以中医药加放化疗为宜。但宫颈癌早期症状不明显，确诊时属中晚期者较多；该病以中老年为多见，年老体弱者也不少见。此时，单纯放疗、化疗恐难以承受，单"以毒攻毒"或祛邪抑瘤之药也难以全面奏效。

治疗宫颈癌，我们一般采用中西结合疗法。早中期的宫颈癌应以手术、放疗为主，配合中药减毒增效；对中晚期者宜以扶正为主，佐以"零毒抑瘤"提高机体自身的抑癌能力，改变患者的虚损状态，诱导肿瘤细胞分化和凋亡，以获最佳治疗效果。

会"说话"的大便

2012 年 2 月，我的大便由 1 天 1 次变成了 1 天 2 次，后来发展到 1 天 3 次，再后来，1 天 5~6 次。因为年轻时有过肠炎病史，就习惯性认为是肠炎复发。

两三个月过后，依然不见好转，医院说要做肠镜。我认为，肠道发炎，就是慢性病，没必要，饮食上调节即可。就从 2 月份拖延至 10 月底。

眼看体重急剧下降，体质越来越差，不得不去南通第二人民医院做了肠镜，检查结论为：直肠癌。

看来，大便早就给我释放了大病的信号，只是我没有察觉。

看来，大便并不是多数人谈而厌之的"污秽之物"，而是身体状况的"晴雨表"。

爱吃直肠的我切掉了直肠

这个结果，我并没有告诉任何人，包括家属，因为大家对"癌症"都有忌讳，都有恐惧。

这个结果，我一点都不害怕。工作原因，我应酬较多。酒场上的最爱莫过于抽烟喝酒吃大肠。

> 一壶老酒两杯茶，三碗猪蹄四盘瓜。
> 五六七八朋友聚，九分醉眼十分花。

我很享受这种生活，对于"直肠癌"这个概念，我认为，即便是手术，不过就像大肠盘子里的一口菜，切下来而已。

肿瘤医院的医生说要先开刀，再化疗。那么，开刀就开刀吧，化疗就化疗吧。

我从小怕打针，看到医生拿个针管刺向患者肌肤时，我自己都能感到疼痛。说也奇怪，对于开刀，我却能坦然接受。

肿块有一元硬币大小，直肠表皮有一点溃烂，所以割掉了20多厘米，可以说，整个直肠都拿掉了，还好，保住了肛门。拿掉后饮食没受到任何影响。

隔屏我能闻到菜味

按照原方案，手术以后，在肿瘤医院化疗了8次。化疗第一次之后，食欲就没有了。最严重时，躺在病床上，看到电视里有炒菜的画面，我都恶心，呕吐，好像闻到了油烟加炒菜的气味，一直要持续三四天，在此期间，只能吃稀饭。

2012年10月至2014年4月期间，按照医生要求，我一年要做4次复查，一个季度复查一次。3个月做一次彩超，化验一次血。6个月做一次磁共振，化验一次血。如此循环，一年四次。

在此一年半期间，病友告诉我，最好配合中药治疗，增强康复疗效。所以，我到南通某医院开了中药，并坚持服用。

决定在自己，关键靠弟媳

2014年4月，做彩超发现已转移到肝脏上面。医生让做磁共振复查，确认转移。大小为1.8厘米×2.2厘米，主治医生说：必须要开刀。其他医生也附和：不开刀，要死人的。

开刀就开刀吧，第一次手术，我都没啥感觉，那就再来一次吧，就把这个决定告诉了家人。

在这个关键的时刻，弟媳妇刘女士对我说：先别急，真需要开，晚点开也来得及；不需要开，就不开，开了就回不去了。皮肤上又不能装拉链，我给你介绍一位专家，让他看看。

于是，弟媳就向我的主治医生请假，带我去上海找了何教授。

教授看了我的磁共振片子以后，说：你这个情况，不要开刀，肝脏开刀对人的伤害是很大的。你可以先化疗两次，再做伽马刀，之后，再化疗两次，就可以了。

随后，给我讲起了一位症状和我十分相似的，他的另一个患者的故事——

郑某，菲律宾籍华裔，嗜酒，爱吃辣。1995 年其 72 岁时，被查出患肠癌，做了手术后不久转移到肝。在国外用尽了"电烤（放疗）""化疗"等，肿瘤均未见缩小，人已被折腾得大肉尽脱，骨瘦如柴，老头子已绝望了。

其子女求治心切，于 1996 年底来上海中医药大学找何裕民教授，先行探询。由于长期海外生活，他们对中医也不了解，只因已走投无路。何教授也很感棘手：

1. 不见其人。

2. 听此描述，绝对是恶病质。

3. 对中医有点怀疑，年事已高。

何教授根据经验，这些老年患者换个治疗思路，不用化疗、放疗之攻伐手法，至少可以提高生存质量，延长寿命，或许还能创造奇迹。

鉴于病患虚弱之极，已无法（也不愿）服汤药，因此，何教授建议其子女令其父先服用以真菌萃取的零毒抑瘤制剂，先从中剂量试起，适应后逐渐加大剂量；同时，以水泛丸的方式，给其父专制了一料补益肠胃、扶助正气的"丸药"，配合零毒抑瘤制剂，希望 2~3 个月后能稍有起色。

果真，不久，其子女便携老人专程来此。此时，服药 2 个月余，患者体重增加了 3.5 千克，肝区不适也已消失。9 个月后复查，原本 6 个转移灶中，有 4 个明显缩小。一年半后（1998 年夏）除一个大的病灶从原先的 5 厘米大小缩至 2.2 厘米外，其余 5 个病灶已模糊难辨，老人已活动自如……

何教授看似在讲郑某的故事,何尝不是在描绘我的未来?

我直截了当地对教授说:听你的。

回到南通,就给我的主治医生说:我要采取上海何教授的方案,医生默许了。

天天一斤半,赛过活神仙

可是,我打听了南通所有的医院,都没有伽马刀,只有射频。我再次询问何教授"射频是否可以",他说行。

就这样,按照何教授的方案,我化疗了 4 次,期间,密切关注。并配合何教授给我开的中药调理,一吃就是 7 年,一年 2~3 次复诊,何教授根据我的体质,做一些药方调整。

2021 年,何教授看了我做射频的报告,说:你连续 8 年没有活性,表明处理得很好,你不用再吃中药,基本康复了。

在南通二院给直肠做肠镜时,医生还是 10 年前做肠镜时发现癌症的那一位,他还记得我,看到报告后,对我说:"你恢复得相当好,相当相当好,整个肠镜几乎看不到息肉和切除的伤疤,只有米粒那么大的一点点息肉,你是怎么做到的?"

从医生口中听到这句话,尤其听到连续 3 个"相当",我更加佩服何教授了,是相当相当佩服,因为当年南通的医生说手术,他主张不手术。如果没有他的方案,我肯定开刀了。开刀的效果好不好不好说,但精神面貌肯定是没有现在好。

想当年,身高 175 厘米的我,体重降到 120 斤(60 千克),如今又回到 176 斤(88 千克)。吃嘛嘛香,中午,天天一碗米酒,吃点荤菜。晚上半斤黄酒,配点素菜。10 点入睡,第二天八九点起床。

这样的生活,谁能相信是直肠癌晚期又康复 11 年的患者?

越老越心"花"

我喜欢摄影，1985 年开始工作时，月薪只有三四十块，我就花了七八十元买了胶卷相机。随着科技的进步，2003 年，我又花 2 000 多元更新了数码相机。2021 年，随着教授的一句"你康复了，不用再吃中药了"，我更加热爱生活了，花了大半的积蓄，又买了尼康的单反，广角变焦、远摄变焦、全画幅标准定焦、大光圈人像定焦……各种镜头，我都配齐了。

以前喜欢拍人像，街坊邻居、小商小贩都是我镜头聚焦的对象。至于这些照片有啥用，我也不知道，2003 年以来，所有的作品都存在电脑里。通过治病和康复的历程，我强烈感受到"术业有专攻"的深层意义，感觉以前拍照都是瞎搞，还是要找个老师系统地指导，于是就报名了南通市老年大学摄影班，不仅学习拍摄，还研究图像的后期制作。

拍摄兴趣也由人物转移到了花卉。尤其对于微距拍摄更是痴迷，看到鲜花我就走不动，看到拍的作品，我就感到景象欣欣向荣、日子静谧美好！

朋友向我打趣：你越老，越爱"花"。

我承认！

医 者 点 评

对于唐先生，因为他弟媳康复得很好，故他一来就信心十足。我认真研究了 CT 片，是单个转移灶。但这种情况下会不会再出现新病灶，谁心中都没底！且手术本身会造成二次创伤，二次创伤后又是转移契机，故在没充分把握情况下，完全可用各种微创方法加以解决。**微创方法不仅损伤小，又易控制；再出现病灶，**

还可以再做第二次。不至于动不动就开刀，如同装拉链一样。至于唐先生还想饮酒，我就告知郑老先生的前车之鉴，令其自我能掌握酒量。每次来复诊，刘女士等都会请我劝他控制酒，我则希望他能够践行君子之约，低烈度、少量！这些年来，至少他对自己饮食和酒的掌控，还算是可以的，故康复得不错。

至于采访者谈到的那位菲律宾老华侨之事，勾起了我诸多回忆。他姓郑，祖上是福建莆田人，清朝中期去了菲律宾，成为菲律宾富翁，并在香港等地都有产业，在中国香港、菲律宾两地来回走。他的家族在菲律宾非常显赫、有身份，与早年的马科斯（也就是现在菲律宾总统小马科斯的父亲）交往甚密。他聊天时告诉我，年轻时他可以随便进入马科斯的总统府。晚年后生了肠癌，且肝转移了，先后花了几百万美元，美国、日本等地都控制不住，无奈中请国内亲戚找到我。当时，我们学校还在徐汇区，我用中医药调理将他的病情控制得很好（见前述）。此后他三四个月找我一次，我们之间交往很多。因此，世纪之交时，他还盛情邀我等去菲律宾观光旅游。

清楚地记得，他儿子是做龙虾生意的，从菲律宾、澳大利亚等地贩卖龙虾到日本、美国和中国内地。那时，内地人消费水平不高，销量不大。但日本和美国的销量很大。郑老先生癌症控制良好后，总觉得该做些什么，便把胖乎乎的儿子叫到跟前，说就因为你杀生，我才有这一"死亡劫"（指晚期癌症），现不能再杀生了，你改行吧！遂要求他儿子"改邪归正"，帮助肿瘤患者康复。可惜他儿子生性活跃，善于商场，不乐意做健康事业，没有多久，便推脱深入不了，又回归老本行。但也因此让我去了菲律宾多地，广泛了解了一些当地风土人情，还是挺有感触的。

其次，因为郑老先生恢复太好了，五六年后，他跟我提出新要求：天天枯燥地活着，什么都不让干，太没趣了；他想喝点小酒，解解闷。我理解他的苦闷，同意了，但强调说只能喝葡萄酒，且每餐只能喝二两（100毫升），不能多。因为枯燥而没人相伴的老年生活，的确不利于其康复。谁知，前期他遵循承诺自我控制得很好，半年后没异常，自认为无碍了，遂自我加大酒量。他儿子知道后让我批评老人。开始还有效，后来不管用了，一天两瓶，无餐不酒。菲律宾的天气很炎热，他一早起来喝早茶，然后坐下来就端着酒杯，虽每一口量不大，但一直喝到准备睡觉。又两年，2004年前后，郑老先生偶发肝区胀痛，他知道大事不好，一查，果真复发了。此时，再急邀我赶去看他，但已回天无力了。81岁时他走了，也算是一件"幸事"。

得知噩耗时我心有隐痛——对老年患者，要适度放开一些饮食要求，如让其少量饮点酒。尽管明知酒有伤害，但借酒能令他获得某种愉悦及快感，也算是种补偿。然不能太过，且绝对禁高度酒。因为这只是权宜之策，权变之法。同时如何解决老年患者的孤独无聊，却一直缠绕在笔者心胸，久久不散！

在我们看来，饮食（含酒等）的禁忌，原则上是必须的；但有时又有例外；不是说滴酒不能沾，更不是说一块肉也不能吃。总体上要掌握，要有所把控，自我要有控制力，才是最重要的。总之，这些案例颇能说明一些问题：因为中医学强调的是综合疗法，且需因人而异，注重权变，讲究适度。

这里补充一个案例，某高层领导2009年患晚期胰腺癌，当时非常恐惧。因为主刀医生断定他寿限3~6个月，因此长期在我处诊疗，非常信任我。5年后复诊，我主动提议众人小酌一杯，一瓶葡萄酒大家分，庆贺庆贺。其夫人仍有犹豫，我却主动打开酒瓶，举起酒杯，觥筹交错之际，大家其乐融融，愉悦又放松；更重要的是潜台词中，我宣称他已完全康复了，别再纠缠于原先医生主观判断了！事后，秘书告知，小酌后患者性情大为好转，以前经常性地唉声叹气再也不见了！现在又过了9年，他一切均可，堪称奇迹。这就是权宜之策，更是"功夫在诗外"。

编者感思

关于唐先生，我想讲一个耳熟能详的故事：

杯子里只有半杯水了，一个人看见了说："哎，只有半杯水了。"而另一个人则说："啊，还有半杯水呢！"

"只有半杯水了"和"还有半杯水呢"，杯子没变，水没变。心境变了，眼神自然也变了。

唐先生如果不是体味到死而复生的美好、生命的蓬勃向上，不至于这么痴迷于对花卉的微距拍摄。

他大概是心中常有芬芳，才去细嗅花香；心中有了阳光，才笑看经历的风浪，再次扛起相机启航。同样的夕阳，有人感受到美丽绚烂，有人则感受到"夕阳无限好，只是近黄昏"的遗憾和凄凉。

梵高生性善良，同情穷人，他是一个为了抚慰世上一切不幸的人而执着一生的画家。他那激情蓬勃的向日葵，不仅仅是植物，而是带有原始、冲动和热情的生命体，是对光明、希望和自由充满了积极而永恒的向往与追求。

采访中，唐先生频次最多的口头禅就是"吃药么就吃药""开刀么就开刀"，性格如此之随和；"中午一碗米酒，晚上一碗黄酒"，日子如此之逍遥。

唐先生何尝不是一株金灿灿的向日葵？

癌情概述

肠癌，包括升结肠癌、横结肠癌、降结肠/乙状结肠癌和直肠癌等，是现代临床最常见、上升幅度最快的癌。它已超过胃癌，成为消化道的主要恶性肿瘤。其发病率在城市中还呈明显快速上升态势。

我们临床上共诊治了 5 000 多例肠癌患者。尽管不同部位的肠癌起因有所不同：升结肠癌往往和慢性阑尾炎症有关；横结肠癌的原因很多，有的尚与胃的病变有关；乙状结肠和降结肠癌则可能和慢性结肠炎症及肠易激综合征（IBS）有关；近肛门的直肠癌则大都有便秘或严重痔疮等的存在。这些肠癌虽各有各的病理特征，但绝大多数都是腺癌，一般相对较好控制，对现代中西医疗法都比较敏感，总体效果良好，包括肝、肺、骨等多处转移的，如合理运用中西医结合疗法，妥善加用靶向药或免疫疗法、坚持饮食调整等，还是可以很好控制的。我们有数十例晚期多处转移而被良好控制之实例，有的肝转移被控制已 20 多年了。故没有必要谈肠癌而色变！

肠癌每每有饮食因素参与发病过程，尤其是高油脂少植物纤维饮食及烟酒等，如果不改善膳食结构，任何部位的肠癌都容易复发，改善膳食结构是患者的终生注意点。

故我们总结的康复经验是：一旦化疗等治疗结束，改善肠道微环境，改善肠道菌群，调整肠道蠕动功能等，都是重要环节。而这些可以从合理运用益生菌及益生元，每天增加来自蔬果方的膳食粗纤维（特别是蔬果方中的植物粗纤维）等做起。一般而言，肠癌控制了以后，通过长期注重改善膳食结构，可以获得很好的远期疗效。

直肠癌的治疗相对较困难些，因为直肠段的血管丛比较丰富，更容易转移到远处，故不可掉以轻心，需严密观察肝、肺等的转移情况。一旦有蛛丝马迹，积极中西医结合治疗，还是可以获得理想疗效的。

夫兄·弟媳·向日葵

165

会吃"铁圈"的树

——与癌共舞且悠闲自得13年的淋巴瘤患者

李女士

年龄：60岁

职业：商人　　地区：江苏徐州

叙事要点：淋巴瘤，承受不了化疗，改为保守为主，中医药调理，却越来越悠闲自得13年。

患者自述

．．．

腋窝里多长出一只乳房

2010年，47岁的我经营一家鞋店，进货、理货、销货，店里店外，我把自己当男人使唤。突然有一天，搬动一捆盒子时，感觉浑身没劲了。脱衣服、换衣服时，从镜子里发现腋窝里鼓鼓囊囊的，看了好几家医院，医生都告诉我：这叫副乳，相当于在腋窝里长出了一只乳房。

我觉得有些稀奇，我只听说过"腐乳"，很爱吃，从未听说过"副乳"；还觉得有些好笑，既然是乳房，为什么没有乳头呢？就算没有乳头，得有乳腺组织吧？腋窝里就算有组织，撑破天也长不大呀……在稀奇和好笑交织着的无知中，我又发现，腹股沟里好像也有疙疙瘩瘩状的类似东西。

按炎症做了手术

2010年9月，去做了穿刺，医生告诉我：这是淋巴结炎，需住院手术。

10月5日，入住徐州某医院。10月7日，手术。在徐州，手术又叫"开刀"。既然是"开刀"，也就是要把我的腋窝挖开，想想过年在肉摊上，屠夫把羊腿从腹股沟砍下的情景，从未进过手术室的我，不免双腿直打哆嗦。

进手术室之前，医生问我："你怎么这么晚才做？早点干啥去了？"我意识到大事不妙，把"早"和"晚"一联系，再品品医生的怨言与指责，我推断，自己的病情已经晚期了。

手术进行了很长时间，后来我才知道，是长得太深。挖出来的东西，我看了看：椭圆形，像饺子皮但又比饺子皮薄，有点像自行车胎的补丁，就是这个"补丁"，才引发了下面的故事，从而让我补写了这个故事。

"补丁"被拿去活检的第四天，大夫告诉我：你要转科室，需要化疗。

听他这么一说，我就联想到了手术期间，老公、儿子、女儿、姐姐、妹妹，总是轮换着给我送来营养餐，如果仅仅是一种炎症的话，他们不可能这么郑重其事，不可能这么大力度加强我的营养。虽然他们在我面前都露出笑脸，仔细看，其实是有点勉强。后来我才知道，他们一旦走出病房，都是躲在走廊尽头偷偷抹泪……

有一种皮肤叫作黄表纸

按照主治医生的方案，接下来我进行了 5 个疗程的化疗。

不知是化疗药物，还是"甲氧氯普胺（胃复安）"的影响，第一次化疗后，我就像得了疟疾一样，一会热，一会冷。脚冷了，马上放入被窝。刚一放入被窝，又热得受不了。一进一出，进进出出，一分一秒也不能安生。

徐州民间多用一种叫作"黄表纸"的东西作祭祀鬼神的纸钱。我的脸、颈、手、胳膊、后背、大腿，看上去就像黄表纸一样，没有一点点血丝。皮肤是麻木的，肌肉也是麻木的，胆大的家人将手放到我的后背，我毫无知觉。全家人都吓坏了，以为大去之日不远也……

第二个疗程时，头皮上如顶针毡，手指轻轻碰到左耳朵上边，右耳朵上边疼得就像被撕裂一样。每天早上醒来，肚子里就像翻江倒海一样，躺下就想坐起来吐，吐了就想躺下，一直持续五六天。

不知怎么熬到了第五个疗程，老公看我痛不欲生。虽然小了，但还有，放心不下，于是就托了两个朋友，一起开车到了北京某肿瘤医院。医生给出了新的放疗方案，做了两个疗程，连眉毛都掉光了，老公看不下去，又带我回到了徐州。

我明白，回到徐州的意义：

第一，首都这么好的医院，对于我这样的病情，也没有治疗意义，或者没有明显的治疗效果，至少在短期内没有；

第二，"回老家"不知道是医生的意思，还是老公的主意，总之，应该是为了避免"客死他乡"吧……

赚了3个月的寿命

住院期间，徐州的一位病友告诉我，上海有个中医团队在民生医院会定期巡诊，并建议我看看中医。于是，儿女们直接开车找到了民生的原永鹏主任，原主任帮我们约到了何教授在南通的门诊号。

2011年6月，我们夫妇俩和病友李先生夫妇俩，一块坐车来到了南通。见到何教授，我哭诉：肿瘤该长的长了，该开的开了，该挖的挖了，该化的化了，该放的放了，就是去不干净，现在还有。全家人都无底线地满足我的一切需求，我不想走这么早，我还想看着儿子结婚……

何教授看了我的所有的检查报告、出院小结后，把了把脉，微笑着对我说："你这属于滤泡性，恶性程度没有你想象的那么严重，不要太担心，我给你配几味中药调理调理，3个月以后再来看……"

听到"3 个月以后",我再也抑制不住自己的感情,泪水夺眶而出,我竟然还可以再活 3 个月……

3 个月期间,我完全遵照何教授的嘱咐,按时吃药,按时休息。2011 年 9 月,我带着复查的片子来到上海,找何教授复诊,何教授老远就伸手同我握了握,同样是看完片子,把脉后,对我说:"腹腔腹膜上有一点,不要去理会它,你就这样带瘤生存吧……回去像上 3 个月一样,过极简生活,过 3 个月再来……"

我感到自己的心狂跳不已,徐州话称玻璃瓶为"琉琉瓶",称"肿瘤"为"瘤子""琉子",也就是说,在人们的意识当中,"瘤子"就像碎片玻璃在体内一样,肯定又锋利又危险,肯定要及时挖除的,怎么可以"带瘤生存"呢?

教授既然让我 3 个月以后再来,证明我还可以再活 3 个月。这加起来,我不就比预想的多活半年了吗?管他三七二十一,带瘤生存就带瘤生存吧。

扔掉了所有的皮鞋

就这样,每 3 个月我去上海找教授复诊一次,根据我的片子,教授除了改改方子,每次还都从生活的不同角度给予关心和建议。记得最深的一次,教授对我说:"你腹股沟有瘤,走路不要太快,现在不是生意人了,没必要去抢时间,慢慢走。另外,你有脚气,少穿皮鞋,换成布鞋。穿五指袜,有利于你的康复……"

要知道,我卖皮鞋卖了 20 年,怎会穿布鞋呀?但是一想,实践证明,教授说的所有的话都是对的,又对我的病情有利,回到家之后,我就把所有的皮鞋扔掉了,批发了一大箱五指袜,从此告别了皮鞋,穿上了各式各样的布鞋,一直到今天。

喜当婆婆那天

就这样,我穿着教授开的"鞋方",吃着教授开的"药方",

出奇地活到了 2013 年 9 月。腹股沟的肿瘤也由 2 厘米，长到 3 厘米多一点，最后 4 厘米不到。花无百日艳，刚刚体验到生活的美好，好像又要破灭了。我再次找到教授询问，教授很肯定地说：没关系，你可以去做个化疗，但不要做多，一两次即可。

我想，要是去做，又得掉头发。而我，再过一个月就要迎娶自己的儿媳妇了，即使做，也得等到大喜日子之后。再说，儿子结婚，一辈子就这一次，那天肯定会拍摄很多照片，新人拜堂时，肯定要给我合影。多年后，儿子看到这些照片，再想到我的病情，这得多难过啊，不能让儿子将来有这种不美好的回忆。

我决定，延后再做。

儿子结婚当天，艳阳高照，喜气满堂，锣鼓喧天，乐队歌手的《好日子》几乎在我脑海中回荡了三天三夜。鞭炮声、唢呐声、祝福声，声声入耳；舅家事、姑家事、姨家事，事事关心。

整整三年，从未有过的幸福与满足，在我喜当婆婆的那天，都找回来了……

全职奶奶的心口窝

2014 年 8 月，孙子出生了，白白胖胖，像儿子小时候，又超越儿子小时候，关键是看见我就笑，别提我有多欢喜了。

于是，我和老公就主动承担起看护孩子的任务。

孙子 5 个月大时，也许是我累了，也许是受凉了，有一天我发烧了，连续两个多月都没退烧，基本维持在 37.8 ℃。一旦超过 36.5 ℃，我的腹股沟就难受。

电话咨询教授，教授让我按原方案治疗，建议去做化疗，否则烧退不下来，但不要多做，最多做 3 个疗程。我就按教授的嘱咐，当做到第三个疗程时，感受好多了。

第四个疗程没有做下去，一直到现在，8 年多过去了，腹股沟肿瘤没有任何生长物，感觉越来越好，越来越奇妙。

复诊的频率也由 3 个月 1 次到 6 个月 1 次，这两年由于疫情影响，两年才去一次。可是，每次看到教授，我都很开心，总感觉有种莫名的力量，在腋窝，在腹股沟，在心口窝。

如今，孙子 8 岁多了，女儿也结婚生子了。想一想 13 年前的那些恐惧，看看当下的儿孙满堂，我感觉，生活只能如此圆满了！

医者点评

李女士初诊情景，已记不太清，因为我的徐州患者很多，不下一百位。她经常和肝癌患者李先生等结伴同行，倒记得很清楚。

她患的是恶性淋巴瘤，属滤泡型的。一般说滤泡型淋巴瘤恶性程度不高，偏惰性的。但她与众不同，很有特点：

确实是惰性的，却分期很晚，发现时已全身多发，双侧腹股沟、腹腔和腋下都有；腋下及腹股沟肿块很大，腋下做了手术，双侧腹股沟没法做，做了怕引起下肢回流受阻，时不时会脚肿。

她的淋巴瘤对化疗不敏感：经典方案用了，不行；专程去北京，换了几种方案都不行；但身体却对化疗很敏感，化疗受不了。

因此，只能采取走一步看一步的方式，好在她很是配合。一则因为西医没招了；二则也许徐州同行患者中，比她严重但控制不错的很多，有榜样例证在，她也有了信心。

近年来，恶性淋巴瘤患者急增。据我们的经验，中老年后淋巴瘤急增，很多是因为持续的慢性疲劳。所以淋巴瘤患者只要一发热（感染了）、一疲劳就会复发。虽说临床上控制淋巴瘤不难，但如何控制疲劳，既要适度运动，又不能太累，这很有技巧。应该说，通过多年的中医药调整，关键是她自己的生活方式优化，十几年下来控制得很好，虽最初有点难度，但这些年坚持下来，她已临床痊愈了。

李女士给我印象最深的有两点：

她常与李先生等人一起，知道我在何处会赶到何处，全国多地他们都会专程追去：从济南到太原，到石家庄，到成都……外地门诊时猛不然会发现他们这些不速之客。用他们的话说，既是旅游，又想看我，顺便改改方（因为上海门诊限号），故我们彼此很熟。

印象最深的是她双侧腹股沟都有巨大淋巴肿大，一侧还有多枚肿大，有的 4~5 厘米大，触诊很硬，只能以外敷为主。坚持多年，偶尔配合小剂量化疗，现已完全控制。但最初几年还不稳定，经常会明显增大。目前，她腹股沟淋巴已摸不着了。

像恶性淋巴瘤之类的疾病，控制生活方式（不能太累）、优化行为很重要，包括穿鞋等都需重视。因为她有脚气，脚气也是感染，感染会加重淋巴结炎。故让她改穿布鞋，看似不重要的小事，对其之调整，却有重要的辅助治疗意义。

须知，癌症很多是种生活方式病。兼顾多方面生活方式的调整，往往可帮助巩固疗效，防范复发及转移等。

可惜，人们对此常视若罔闻，不加重视。

编者感思

字源，体现中国人辩证法思维——

瘤：形声字，"病字框"篆书之形像一张病床，表示和疾病有关；"留"是读音，有"止此不去"之意。"瘤"字，和农业社会有关，上面是一条河流，农业灌溉时，在水渠的两边，设计两个蓄水池，最初是留用的，如果处置不当，这片水变成了死水，就变成了罪生的东西。

既然是罪生的东西，李女士的认知没错，就得去掉，挖掉。

可常人却忽略了一个前提，那就是"这片水变成了死水"；如果是源头活水，"瘤"便成了"流"，可去，也可留。

患者李女士是徐州人，我曾见过当地农家为了方便晾晒衣服，常常在两棵树之间拴一根铁丝，随着树干的长粗，铁圈会越箍越紧，慢慢地勒进了树里，越勒越深，树干会被勒出一圈深深的伤痕。到最后，铁圈竟然完全长进了树里，看不见一点铁圈的痕迹，只是在树干的表皮留下了一圈淡淡的疤痕。

对这两棵树来说，当它们无法摆脱铁圈时，它们就用生命去包容铁圈，把铁圈长进生命里，把铁圈看成自己生命的一部分。

生命不也如此吗？无法回避苦难时，要学会像这两棵树那样去正视苦难，用生命包容苦难，把苦难长进生命里，把苦难看作生命的一部分。

面对癌症，最好也是唯一的办法，就是带癌生存。但这考验的恰恰是一个人喜欢的能力——哪怕是"最不应该"出现的东西出现在了自己身上，也能够与之共存，悦纳它，交上"朋友"，友好相处。

癌情概述

恶性淋巴瘤是血液系统排名第二的恶性肿瘤，高发于两个年龄段，分别在青壮年（15～34 岁）和 50 岁以后，且以男性偏多。

淋巴瘤有近 80 个亚型，而根据病理类型，可分为霍奇金淋巴瘤和非霍奇金淋巴瘤两大类别。人们最早是在淋巴瘤中确定存在着惰性癌的，且不在少数。但李女士的不是惰性癌。

淋巴瘤发病机制有二：一是持续性慢性疲劳，一般持续两三个月以上的慢性疲劳；二是反复发作的慢性炎症刺激。

故防范重点就是：疏解压力，避免长期陷于难以舒缓的慢性应激之中，控制慢性感染等。淋巴瘤的第一时间控制并不难，中医药应贯穿整个淋巴瘤治疗全过程：与放疗、化疗同时应用，可起到减毒增效作用；在放疗、化疗或疗程间隙单独使用，对抑制淋巴瘤发展，保护正常生理功能，改善生存质量等，也都有重要保障。特别是化放疗结束后，以中医药的零毒抑瘤为主，辅以辨证和对症治疗，常能有效改善症状，控制病情，明显降低本病的复发率。

压在箱底的军功章

——勇闯鬼门关的抗恶性黑色素瘤英雄

逢先生

年龄：91岁

职业：邮局职员　　地区：江苏淮安市

叙事要点：高龄患恶性黑色素瘤，局部勉强手术而安度晚年。

患者孙女代述

脚趾头上查出了肾病

2019 年 3 月，我正在门诊上班，爸爸打电话说：爷爷的左侧小脚趾长了一个小黑痣，不疼不痒，就是总有水流出来，用了金霉素软膏也不见好，问我这个怎么回事？我从事肿瘤康复二十几年，一听是黑痣，长在下肢末端，有伤口一直不愈合，当时心里就有一种不祥的预感，判断这个肯定不是好东西，于是我提议让爸爸带爷爷去医院挂个外科看看。至于我的担忧，没敢多说，怕他们胡思乱想。

没过几天，爸爸和姑姑就把爷爷带到了医院，医生让做了一大堆检查，查出爷爷双肾萎缩，建议爷爷做透析，反而对脚趾并不是太关注。爸爸和姑姑一商量，爷爷的肾脏从来没有什么毛病，就说先出院回家。医生给爷爷的脚趾开了重组人表皮生长因子。回家后，爷爷的左脚趾在短短一个月内增生出很大的一个红色的肉瘤，像刚刚发芽的蘑菇，周边有像被推拉门挤压后的黑色瘀血。这个时候，又去找先前的医生，他也觉得不对劲了，建议家属做个活检，2019 年 5 月 18 日病理活检结果是恶性黑色素瘤。

朝鲜战场的遗风

爷爷当年 87 岁，身体硬朗，走路带风，眼睛有神，走到哪里人家都说老爷子哪里像快九十岁的人，看上去就像七十出头。老爷子一辈子生了五个子女，十几岁上了朝鲜战场，退伍后进入邮政系统，兢兢业业干了一辈子革命事业。在我的印象中，爷爷和别的老人是不一样的，他的军绿色邮政制服永远是那么笔挺，即使八十好几也是一个干净讲究的老先生。

医生建议我们去上海或南京再看看，爷爷很固执，不想折腾，说要回家休养。还未等召集全家开会商议，爷爷已经收拾好了铺盖行李，拎着个大包，在电梯口等候了。爸爸和姑姑了解爷爷向来都是说一不二，雷厉风行，只好先办理了出院。回到家，谁也没有想过爷爷的肾萎缩问题，都在讨论这个脚趾怎么办，现在长得比起先前，已经突出来很大一块。

爸爸想到了他的医生

最后还是爸爸说让我给爷爷挂个何裕民教授的门诊号。爸爸为什么有这个想法呢？一是因为我在何教授的民生中医团队已经工作了二十几年；另外一个原因就是几年前爸爸发现右侧股骨头坏死，当地医院医生都建议做髋关节置换，当时爸爸才五十出头。我不认为做关节置换对他是最有利的，当时爸爸这样一个吃得苦的人都疼得在床上哼哼不已，我是家中老大，所以决定看中医。爸爸有些迟疑，问：管用吗？我告诉他：不试怎么知道管不管用呢？于是我们到了上海，找了民生门诊石氏伤科的吴君豪主任，当时老家和上海还不通高铁，爸爸每次单程都要坐 6 小时的汽车，来来回回两天就过去了。吴主任给我们开了中药和膏药（三色膏），何教授知道我爸爸来上海看病甚是关心，给我爸爸送来了灵芝片。在中药、灵芝片、三色膏的合力下，一个礼拜，爸爸就止住了疼痛。后续经过大半年的中医治疗，股骨头坏死完全好了。所以爸爸很相信民生中医团队，也很崇拜何教授。

儿媳缝了一双拖鞋

全家商量好了方案，马上行动。我第一时间约了何教授在常州源盛堂中医门诊部的门诊，那天教授看了爷爷的病史后，建议我们保守治疗，给我们开了内服中药、灵芝片和外敷药，三种并用，形成合力，并叮嘱：千万注意不要碰伤左小趾，注意预防感染，有情况随时联系他！

就这样，爷爷带药回了老家，吃中药期间，爷爷没有任何不适症状，只是觉得中药好苦，还笑称一辈子吃的苦都没有中药苦。不管是真调侃，还是假怨言，我们全家都哄着老爷子。妈妈还专门手工做了一双软面的拖鞋，方便爷爷穿脱和行走，怕压着小趾头。

锅底灰引来了120

2019年11月，意外还是到来了。照顾爷爷的阿姨听说用锅底灰敷脚趾可以消肿。因为阿姨觉得爷爷长出来的那个东西是发炎导致肿胀，爷爷就听话照做了。可能老爷子打心里否定自己生了肿瘤，可能是跨过鸭绿江的豪迈，抑或依仗中药吃后的良好疗效，也可能自我感觉能吃能喝，毕竟他也想着脚尽快好了可以出门逛逛。

敷了锅灰之后，干结在了脚趾上。干结了，自然就用热水泡脚，这一泡，一下子就出血了。爸爸打电话给我，我让爸爸用手指按压，又撒了三七粉，折腾了大半天总算止住血了。但直觉告诉我，血液不会轻易罢休，就对爸爸讲这个情况不太好。

果不其然，第二天又出血了，这次不管怎么按都止不住，没有办法就打了120，到了医院，医生费了九牛二虎之力才算把血止住。

"切"不是一个语气词

办了入院手续，我打电话给何教授描述这一过程，教授建议我们找个愿意做手术的外科医生帮爷爷把小脚趾切除，不然这样下去会有生命危险。但同时也有一个问题，就是切了之后伤口可能还是不能愈合。在"切后止血"和"不能愈合"之间，作为家属，我们也只能选择一样。爸爸和姑姑经过商量，还是决定听从教授的建议，又逢医院也一个劲地催我们出院。

爸爸和姑姑向爷爷申请这个治疗方案，希望征得本人的同意，唯恐再像上次一样，爷爷卷起铺盖走人。没想到，爷爷干脆利落地说：朝鲜战场回来的人，死都不怕，还怕切一个脚趾吗？切！

一个字，短促有力，像是哨声吹响后的"立正、稍息、齐步走"那么昂扬，那么坚定！

爷爷穿上了寿衣

于是我们又找了当地另外一家医院，托了关系，人家才愿意帮忙开这个刀。开刀之前院方要求爷爷做个正电子发射计算机体层显像（PET/CT），当时腹股沟已有淋巴结，我们不敢轻举妄动。茫然之际，我再次咨询何教授，教授建议宜早不宜晚，必须开。于是，在 2020 年 1 月初，做了手术。当天手术很快，一个多小时就出来了。爷爷还开玩笑说："小毛病，像剪了个指甲。"我们悬着的心总算放下来了。

但从第三天开始，伤口开始渗血，一天要换好多次药。爷爷的情绪明显低落起来，我们都哄他，他还算配合，灵芝片等丸剂一直坚持服用，中药就停了下来，因为医院的医生护士不让用。到了一月中旬，医生就让我们出院。这时候，爷爷情况很不好，天天输液，不思饮食，日渐消瘦。爸爸和姑姑很自责，但也没有任何办法，只能没日没夜地守着。

这时暴发了疫情，医院不许家属进出，我和老公两个人千方百计才混进病房看望爷爷，这时老人家已经不认识我们了。老公说很危险，出气比进气多，我心里一阵阵心酸。回到家和爸爸商量，爷爷这种情况还是转院吧，在医院里除了输液也不让喝中药，说白了就是等死。

爸爸和姑姑商量后，我们托关系把爷爷又转到了当地的中医院。我们请求医生不输液，只需照着何教授的方子代煎中药，医生默许了。就这样，一家人忐忑不安地度过了 2020 年春节。

大年初四，爷爷的情况急转而下，一下子就昏迷了，整整三天三夜。姑姑把爷爷的寿衣都带到了医院，这个春节除了爷爷的病，还有疫情的恐惧，如果爷爷真有个三长两短，亲属都见不齐，说难听点，就是死不瞑目啊。

风中的蜡烛

做好了生死离别的准备，所以全家人昼夜陪伴。

可能是上苍看到了爷爷子孙们的孝心，第四天，爷爷自己清醒过来了，喊着爸爸说"想吃儿媳做的肉馄饨"。爸爸喜极而泣，急忙给妈妈打电话，让她包馄饨。病房的所有家属都惊呆了：姑姑说是回光返照，一家人不知道是怎么把这馄饨包好送到医院的。看着爷爷吃了 8 个，爸爸高兴坏了，让妈妈立马回家再准备些爷爷爱吃的饭菜。一大家人高兴着，又在担心着，唯恐哪一刻，再如风中秉烛，但爷爷的确是一天好过一天，每天要吃这要吃那，胃口一天一天好转，人一天比一天有力气。同时，脚趾头的伤口也渐渐愈合了。医生也觉得奇怪，又无法解释，全家人每天除了变着法子给爷爷补充营养，就是一顿不落地给爷爷服用中药和灵芝片等。

2020 年 3 月初，爷爷终于闯过鬼门关，出院回家了！

想到了卡特总统

爷爷回家了，我也安心地回到了工作岗位——无锡源盛堂中医门诊，回首过去有惊无险的一年，坐在办公室里，我思绪万千——

2015年，91岁高龄的卡特总统对外宣布罹患恶性黑色素瘤，并且已出现肝转移、脑转移，且原发灶不明确。美国医生给他选择了最新的免疫治疗后，这位对中国特别友善的总统的转移病灶都神奇地消失了。

卡特总统今年99岁了，他说："当我发现自己得了癌症的时候，我并没有像一般人那样被吓得尿裤子，相反，我很冷静地接受了治疗，并随时保持乐观的心态，也许是上帝认可了我的心态，所以将生命再度赐予我。"

作为总统的卡特，工作上不可能没有热情与激情，但是面对疾病，他和爷爷做到的都是——冷静面对。

压箱底的东西，全村震撼了

2022年10月2日，兄弟姐妹们、侄子侄女们、外甥外甥女们，分别从全国各地，大江南北，回到了老家淮安，庆祝爷爷九十大寿！

也许是劫后余生的庆幸，也许是子孙满堂的饱足，酒席上，爷爷起身回屋子，捧出来一个藤条编织的旧箱子，颤颤巍巍地拿出了用红布包着的东西。

全场瞬间安静了下来，爷爷像写字一样，一笔一画地翻开红布，把一个金光闪闪的东西递给我。我有点眩晕，爷爷工资不高，一辈子清贫，不可能热爱、也不可能买得起金银首饰。拿在手里，沉甸甸的，仔细一瞧，原来是"中国人民志愿军抗美援朝出国作战70周年"纪念章，我抢过话筒，大声把这18个字读了出来，读得豪情满怀，铿锵有力！

纪念章是紫铜镀金材质，直径大概 50 毫米。章心为志愿军战士形象和 70 束光芒，以和平鸽、水纹和中朝两国国旗元素编织的绶带环绕四周，外围的五星、桂叶和象征五次战役的箭头，组成金达莱花的五瓣造型，象征中国人民志愿军抗美援朝出国作战 70 周年。

压在箱底的一块块熠熠生辉的纪念章，在无声地诉说着爷爷保卫和平、反抗侵略的正义之战，爷爷今天拿出来，是给子孙们以不畏强敌的决心和信心。

爷爷的战役何止青春年代？

与黑色素瘤抗争的一年，不也是战场精神的延续吗？

我们也应该给爷爷颁发一块奖牌，不是压在箱底，而是藏在心里。

当然，这块奖牌的军功章里，也有您的一半——主张及时切除、后续又用中药牢筑防护墙的何裕民教授！

医者点评

逢老先生找我时是从淮阴专门赶到常州，在众多晚辈簇拥下让我诊治的。感觉他是很豁达、乐观、坚定的人，对自己脚上可怕的病不当一回事。也许，正因为这样，也促使他获得了痊愈之"奇迹"。

高龄老人患恶性黑色素瘤十分常见，通常就在远端脚趾等处。此病恶性程度颇高，且对化疗、放疗不敏感，又容易转移，特别是容易转移到肺、肝等处。在卡特总统患此病用最新的免疫疗法之前，常被认为是极其难治的恶性肿瘤之一，甚至可以说必死无疑。通常，下肢远端的恶性黑色素瘤在同侧腹股沟出现发硬的淋巴结，说明已转移了，手术已失去意义了。没有医生再主张手术，因为没有价值。

但对于逢老先生而言，我为什么会坚决要求家属做这手术？因人而异也！老爷子天天看到脚尖有流血，溃烂，时时剧痛，又被限制了活动——脚趾有严重溃烂，没法动，一动一不小心便钻心样痛——在这种情况下，哪怕是再坚强的人，情绪都会受影响，都会被击垮，都会一落千丈……如此，预后怎样是可想而知的！

的确，理论上说腹股沟转移了，可能很快肺也转移了。这种情况下，开刀是没有意义的，得不偿失。但他不太一样：一是因为高龄，且手术是在脚趾处，创伤可以很小；二是小手术排除了恶性情境刺激（疼痛、出血、溃烂伤口）等，可以大大增强信心。而时时看到脚趾流血、疼痛、可怕的脓样病灶，肯定抑郁不舒；三是即便已转移，按生物学特征，乐观的高龄老人发展不会很快，再配合他信念坚定，或许还能柳暗花明……

综合考虑之下，我坚决建议家属做姑息性手术，同时给予中医药呵护。结果提示，这个有一定风险的建议，是很有价值的。老人优哉游哉很好地活着了，相信再安然地活上几年，甚至超越卡特，也不无可能。他现在已颇高质量地活了四年多，不就直接说明问题吗？

现代医学讲究遵奉"临床指南"。"临床指南"是一类标准化了的指导，很有价值。但难免会刻舟求剑，过分追求整齐划一的保险性治疗，且临床情况十分复杂。逢先生孙女是我的同仁，20多年耳闻目睹，对我们的治疗充满信心，愿意积极配合。再说"临床指南"只是提供最基本的套路，但每个人情况不一样，"具体情况具体分析"既是辩证法的精髓，也是中国人的智慧。中国智慧强调"因人制宜"，不同情况需给予不同处理，而不是死磕书本。所以，逢老先生的案例值得思考，且可以推而广之。要之，原则的正确还应兼顾权宜之策，才能取得良好效果！

看了采访，方知他也是志愿军战士，有军功章。这令我对逄老油然起敬。来我这里诊治的志愿军战士有好多个，大都印象深刻——如吴老是宁波人，15年前的胃癌晚期患者，他是中国第一批紧急应召去朝鲜的飞行员，小小的个子，怎么也联想不到他曾经是个朝鲜战场英雄，十余年了，胃癌控制得很好，现还隔三岔五地来上海找我复诊一下，叙叙旧，换换方。医患相长，我们则从他的身上吸收了不少精神营养。

还有一位志愿军鲍老先生，94岁了，第一次来便自报家门，是二十七军的，参加长清湖战役，打得非常惨烈，太多的战友在他身边倒下了，他当时是卫生兵，后来成了卫生干部，自己也成为了外科大夫，患晚期膀胱癌，曾多次手术，症状越来越重，专程从珠海赶来求治，借助中医药内服外敷，控制良好，症状消失。他高高的个儿，超过190厘米，山东人，豪爽的个性，每每引起诊室内所有人的瞩目，得知其参加过长清湖战役，更是令众人啧啧称奇！这些老军人们对国家做出的贡献，令人油然起敬的同时，我们有义务让他们晚年更加安详美满！

编者感思

卡特是乐观的，也是幸运的，更是他人无法企及的。

卡特是西方人，但他表现出了东方智慧：乐而忘归，乐道忘饥，乐以忘忧，乐道安命，乐而忘返，这是"乐"的一种沉迷；乐极生悲，乐极则忧，又蕴含着一种"凡事有度"的东方哲理。

正向也好，反面也罢，"乐"的情绪总会影响着行为，卡特自认为他的康复离不开乐观的心态。可是，仅有心态，够吗？

总统肯定拥有并享有一个国家最优质的资源，对于普通老百姓来说，如何具备最科学的医疗常识？如何甄选最优质的医资力量？如何得到辨证治疗指导？如何获取最佳治疗路径？如何得知最佳药品名称？如何掌握便捷购买渠道？

对于我国广大的肿瘤患者而言，先进的治疗方法和药物，谈何容易？要知道，99%的新抗癌药都会先在美国和欧洲上市。由于中国国家药品监督管理局要求所有新药都在中国重新进行临床试验，因此导致中国市场往往有几年的滞后。抗癌药在美国和欧洲国家都是处方药，所以除通过当地医生之外，几乎没有办法得到。

或许我们都有这样的体验：当身强力壮时，会时常收到如私人定制般的信函、花哨的传单、无名英雄的短信关爱，甚至能享受专线咨询电话，得到温柔的、亲切的指导。真的病了，情况完全不同：专家未排班、挂号无号源……

杭州仅一个上城区，就拥有浙江大学医学院附属第一医院（庆春院区）、浙江大学医学院附属第二医院（解放路院区）、浙江大学医学院附属妇产科医院、杭州市第一人民医院、杭州市妇产科医院、杭州口腔医院（平海院区）、同仁堂（内设名医工作室）集中的医疗资源。对于浙江省内其他城市的患者而言，在支付宝开通预约挂号功能之前，获得并链接最有价值的医讯，该有多么艰难？

所以，名医身边化，资源公平化，在国内，或许还有相当长的一段路要走！

癌情概述

黑色素瘤尽管不带"癌"字，但确实是一种恶性肿瘤，恶性程度很高。此病在我国虽较为少见，却病死率很高。近年来发病率还在急剧上升，年增长率超过 3.5%；在过去 20 年上升了一倍，男性多于女性，老年人多于年轻人。

中国人的黑色素瘤大多原发于皮肤（约 90%），以肢端型为主，多见于手掌、指甲下、足底、脚趾、肛门、阴道等处，多数在外伤或痣的基础上，因长期慢性磨损（如经常摩擦）后出现的。还可见于直肠、肛门、外阴、眼、口鼻咽等皮肤与黏膜交界之处。早期局灶性黑色素瘤可通过手术切除而治愈。但黑色素瘤很容易复发或转移，且转移性黑色素瘤大部分对化疗药物不敏感，预后较差。对已上市的靶向药物不敏感，且易产生耐药性。

免疫治疗是有效的方法之一，改变了晚期黑色素瘤患者的治疗前景，但仍有约 40% 的患者在接受一线治疗后病情进展。需要注意的是，对于免疫疗法的运用，一定要讲究适用人群，要担心其副作用，尤其是要注意"免疫风暴"。我们的经验：如果是晚期患者，没招了，不妨试试，如果病情稳定，不建议随意加用。

对晚期黑色素瘤患者，包括长在直肠、肛门、外阴、眼、鼻、腋下等处，特别是下肢小趾末端的，我们诊疗了不少；对老年患者，有时候也可以纯中医药治疗。本案很有特殊意义，它是脱落的，以至于接近完全自愈了。

优雅的茇茇草

——坎坷中熬撑着而痊愈 10余年的卵巢癌患者

沈女士

年龄：73岁

职业：企业家　　地区：北京

叙事要点：卵巢透明细胞腺癌，尽管曾经有反复，却一路优雅地走过了19年。

患者自述

给盲肠炎签了字

2004 年，54 岁的我还在香港工作。2 月底，我在马路上走着走着，忽然感觉右下腹痛得厉害，没回家，立即就近去了一家私立法国医院，做了个超声，显示：卵巢有个很大的囊肿。医生问我怎么办？如果做手术的话，要住院一天。我以为是盲肠炎，或者接近盲肠炎的一种症状，想着切掉就切掉，切掉就好了。于是，签了字。

第二天就手术了，术后我看到泡在药水里的肿块，12 厘米左右，椭圆形状，我感到不可思议，好奇地问医生：那么大的东西，你怎么从肚皮上拉出来的？

医生并没有回答，只是告诉我，当天可以出院，但要做个切片，我爽快地答应了。

3 天后，大夫打电话告诉我：切片化验结果不是太好。我说：你直接告诉我结果得了。医生这才放下心来，补充道：这是个不好的东西，你还得回医院来做进一步的治疗，也就是化疗。

被烧烤的滋味

隔了一天，也就是"三八妇女节"这天，我拎着个小包住院去了。谁也没告诉，包括先生，因为我向来是对家人报喜不报忧的。

化疗需要 6 个疗程，第一个疗程结束后，我回家了。不知什么原因，感觉浑身像被架在火炉上烧烤一样，甚至能听到皮肤"吱吱"的响声，滚烫、干涩又无法挣脱，像拆开烤禽一样，疼得深入骨髓。

高烧到第二天，我确实受不了了，才给家人打了电话，先生回来了，姐姐也过来照顾我了。

本以为所谓的化疗，就是打个针、挂个水，用个药，就回家了。没想到是这么痛苦，更没想到，送给自己的节日礼物，竟然是"兴师动众多打扰"……

牙被自己咬松了

后来我查了一下收入此类病种手术较多的北京 301 医院，通常做法是：对于闭经之后的妇女，首先要排除是不是癌，不会单纯地以为是卵巢囊肿，如果是会把肚子切开，囊肿取出，切片化验，倘若没有问题，合上；如有问题，继续探查，把淋巴结剥离掉，以防转移。

而这位医生在不知实情的情况下，给我做了手术，以为是囊肿，囊肿手术过程当然有可能外溢。所以，他不可能再对我二次手术，只能孤注一掷，把剂量加大，寄希望于化疗。

虽说当时已年近花甲，可对病情病理也是懵懵懂懂。后来，2004 年 9 月，我到北京广安门中医院做治疗时，大夫看我香港的处方，惊奇地说：你的剂量太大了，是常人的 1.5 倍。

回忆起这段历程，现在看起来云淡风轻。所以很多人问我当年是怎么熬过来的？很多人以为我很勇敢、坚强，甚至是坚韧和坚毅，其实什么都不是。就算我熬不下去，我也没有力气爬到窗户上跳下去。在床上的我，只有咬牙，忍着。忍着，再咬牙，直至牙都被咬松了，浑身发抖，但是没用，一点都没用。

或许有人会问：什么力量让你"卧薪尝胆""忍辱负重"？求生欲？其实，根本谈不上"欲望"，有的是只能"接受"，是"扛"。化疗是自己接受的，接受就得扛过去，谁能代替呢？

上了一条下不来的船

第一次化疗一周后，再去抽血化验白细胞是否合格。其实不管合不合格，我都得继续往下走，继续做。不做的结果就是癌细胞扩散，那我第一次化疗不就白受罪了吗？

基于"让第一次化疗富有意义"，饮食时，我是一边吃，一边吐。吐了，就擦擦嘴再吃。除了一根筋地往前走，我心里还时时闪现榜样父亲的画面：父亲患有淋巴癌，当年我陪伴做化疗的父亲时，老人家也是在床前吐了一大堆。我问父亲还吃吗？他总是坚决地回答：吃。

一个字，足以让我铭记一生！

不由想起心中的偶像梅艳芳——

因为童年时父亲去世，她很小就跟着姐姐上台表演，以此养家糊口，所以性格非常要强。2003 年 12 月 30 日，梅艳芳因宫颈癌病逝，年仅 40 岁。还记得 2004 年 1 月，她的葬礼期间，香港各种电媒、纸媒都以《别矣，香港的女儿！》为题刊登讣闻。

巧的是，我做了 3 次化疗之后，朋友介绍去找香港的一位名医。而这位名医，恰恰是曾给梅艳芳治病的主治医生。这位医生看了我的资料后，没有给任何的诊治意见，只给了四个字——听天由命。

其实，第一次做化疗时，我就听天由命了，因为我没有选择。名医给出这个结论，我更是别无他法。

无意在牛角里钻出了一条生路

当一个人走向了一条单行道时，就相当于钻进了牛角尖；钻进牛角尖，看到的也只有那片小天地。因为没结果，所以没方向；因为没方向，所以没目标。

看书、上网，我只搜"卵巢癌"3个字，偶然读到一篇文章，说有许多癌症属于像牛皮糖一样难缠的病症，我的卵巢癌便是。

受访者说，对于这些病症，开始用化疗药，似乎效果不错，但不久就会指标上升；再用，有时还会有效，但终究看不到头。最终，给出的思路就是平素以中医药控制为主，实在不行，短期补充几次化疗。医学术语上，把它称之为"大中医、小化疗"疗法。就是平时，以中医治疗稳定病情为主，实在不行，短期内补做几次化疗见好就收。然后，一直以中医药治疗为主，稳定和巩固病情。

这个思路，好像一下子让我拨开云雾见青天，马上志忐地聚焦到他的名字——何裕民。当即就萌生了一个想法，找他看病。可当时还没完成治疗，不可能出门，也没有力气出门。退而求其次，就只能开始广泛搜索、阅读何教授的理念。

功夫不负有心人，终于得到确切的消息：2004年5月，何教授要到深圳面诊，我立马从香港赶了过去。

果然不同凡响，看诊形式不是一对一，而是像董事局的圆桌会议一样，医生和多名患者围坐，大家无所顾忌地畅所欲言，好像都是一个壕里的士兵，共同面对，齐心协力，我感觉碰到了一群天使。

我把病历资料递给教授，问：我是不是听天由命啊？教授却说："你没事，坚持吃中药，是可以治愈的。5年，只要坚持吃，情况一定会改变的。你要对自己有信心，你要对康复有信心，这不是难题，比你难的大有人在，我们团队将和你共同努力治好。"

记住了这句话，我的激动之情无以言表。此后，教授到广州看诊，我就到广州；教授回到上海，我也飞到上海。一直坚持吃药，不找教授面诊的时期，杨涛医生就在网上为我改方，就这样，我一吃就是三年，大年初一，我都没停过。

"心想事成"新解

接触的病友当中，有人对中医和中药不太相信，有人有点相信但不太坚定，而我是越吃越坚定，或许，是与中医结缘了吧？

广州看诊时，认识了一个女孩，30多岁，肠癌，长得像成方圆，发型更像。而我最喜欢唱的歌曲是《游子吟》《童年》《我多想变成一朵白云》等，就对她有莫名的好感，加上我们同病相怜，聊得非常投缘。

聊天得知，她的先生是西医，非常抗拒中医，一直要给她找最新的治疗方案，力争做中山市最好的手术，结果，没过几个月就走了。

我不知道，中医能否救得了她，也许救不了，毕竟很严重；就算救得了，或许也救不了，毕竟她的先生不信，不信就不可能坚持，不坚持怎会积蓄力量？

有人说，有什么样的恐惧，就会撞见什么样的"鬼"；反之，生起坚定的信念，念兹在兹，就会产生无限的力量，从而达到"心想"才能"事成"。

失而复得的儿女们

2009年，我的各项指标均已正常，过了5年，算是医学上所谓的临床治愈了。工作也从香港退休，回到了我的家乡北京，准备安享晚年。

可，世事无常，远在日本的儿子出了意外，先生无法接受，从早到晚总是坐在那儿，把悲痛憋在心里。我更是崩溃，长期彻夜难眠。教授得知后，便安排学生杨涛在网上给我开方并快递过来，改善我的睡眠。

自从照顾了老伴，就没有时间照顾自己了，更没有机会去体检了，因为一旦我去检查，老伴一会找不到我就不行。十年来，可以说，是为了老伴而活。

每次与何教授通话，他都说：你很不容易。平日，让他的博士生孙娜娜医生给我寄药，偶尔杨涛医生也会网上给我看诊，在上海民生中医团队的呵护下，2019年，我在北京"东肿""西肿"医院，连做了两个检查，指标都没问题。广安门医院的专家看了我患病到康复的全过程资料，很肯定地下结论：我确实是被中药救了。

当年，在深圳做客服的逢医生，10多年，走着走着，也走成了我的家人。现在她也继承衣钵，在江苏无锡市加入了源盛堂中医门诊部。

让我感动的是，何教授的团队，十年如一日，对我的生命，对我的生活，无微不至地呵护；更让我温暖的是，上海的杨涛医生、孙娜娜医生、无锡的逢医生、采访我的李老师，都在不同的时期，发出过相同的声音，叫我——老妈！

他们说我，早年撑自己，晚年撑家庭，是一根柱子。

逢医生有话说

我是无锡源盛堂中医门诊部的逢医生，认识沈阿姨时，我确实是深圳门诊部的客服。阿姨给我印象最深刻的是：优雅的形象，得体的谈吐。她总是拎着精致的小包，披着斗篷，戴一顶素雅的帽子款款而来。

每次见到她，总会想到诗句"北方有佳人，绝世而独立"。

每一次来，阿姨都会带小礼品，要么是包装精美的小饼干，要么是造型考究的小甜点，尤其是去看何教授时，每次都会带一束花。不知是对教授表达"要与老生同一醉，故留秋意作重阳"

的敬意，还是坚信"赠人玫瑰，手有余香"的信条？

阿姨回北京后，过了几年相对舒服的生活。康复五六年后，家庭出现了意外。沈老备受打击，起初拒绝吃药。我把情况反馈给何教授，教授特批：特事特办。随即约了上海的几位专家，单独进行心理辅导。当年没有微信，双向交流主要靠邮件。经过团队的不懈努力，后来阿姨愿意配合治疗。

我做妈妈后，沈阿姨每年过年都会给我女儿发红包，当作压岁钱。最初，我受之有愧，因为为阿姨服务是我的本职工作，也是作为一名医生的分内之事。

后来听说沈阿姨进了养老院，心里有了一种莫名的、隐隐的酸痛。电话中，沈阿姨的一句话打动了我，她说："收下吧，孩子，你们都和我的孩子一样……"我想：收了，就收了吧，也让老人家有个念想，千里之外，有人记得她，关心她，她自会安然很多。

女儿仿佛也看得懂这份情、这份义，最初叫奶奶，后来叫阿婆，每逢过年，都会录个小视频给阿婆拜年。

沈妈也自然成了我的牵挂，逛街时看到好吃的东西，好看的衣服，总是一式两份。一份送给亲妈，一份送给沈妈。

医 者 点 评

我对沈女士印象格外深刻。可能是因语言，可能是因气质，也可能是因她的病，包括可能是初次门诊记忆。清晰地记得，夏天一个阳光灿烂的深圳午后，她来找我，姗姗来迟，助手告知她是香港专程赶来的，所以晚了点。初次印象气质不俗，虽已过中年，但像逄医生说的那样，优雅且精致的淡妆；上来一口正宗沪语，在深圳能听到正宗上海话，我们距离一下子拉近了。此后，大概在广深两地前后找我会诊十余次，每次总会带点精致的小礼物给我，也给助手们……后来，她到了北京，我又发现她一口正宗、字正腔圆的京撇子；她祖籍上海，常驻北京，后在香港发展，有着三大城市优点：上海的小资与自信，北京的大气和豁然，香港的眼界与精致。也许，她也在香港名媛之列，因为自述中谈到了梅艳芳，她曾多次介绍名媛找我就诊，包括胖胖的著名艺人沈某，患胰腺癌，她帮助专程约了上海我的门诊，结果求治前几天，因贪吃多只大闸蟹而一命呜呼，我曾在新浪博客上专门讨论过，警示各位饕餮者好自为之，尤其是消化道肿瘤患者。

她的病比较特别：一是因为卵巢的透明细胞癌，二是碰上了一位鲁莽而草率的大夫，实施了一失败而后果严重的手术：巨大囊性肿块，茫然手术，难免破裂而导致全腹腔种植。而透明细胞癌不同于相对较为多见的卵巢浆液性囊腺癌，要少见得多，非常缠绵；本身恶性程度并不高，进展速度不快，不是山洪暴发；但却对化疗效果远不如浆液性囊腺癌来得敏感。因此，看到她的疾病类型，就不再主张她继续大剂量化疗，重点借助中医药调整。因上海人在香港发展的很多，有上海语系亲近感，加上我俩年龄相近，有了份惺惺相惜之感。每次遇到相关人，常会关注一下："香港的沈阿姨，近况如何？"她很快恢复得不错。当然，其中因家庭事件，也有过起伏。我记得很清楚，癌症指标升高了。逢医生等打电话给我，说几个地方的几乎所有医生又要她再做化疗，独我力排众议，反对！建议先观察……这在她的访谈里谈了。须知，化疗只是无可奈何时对付癌症的方法之一（当时还没有靶向药、免疫药等概念），不是全部；疑难时尤其需认真分析，辨析清楚，以免伤敌八百，自损一千。对透明细胞癌，几乎所有证据都表明，化疗效果并不好！那是不是可以先用其他方法加以调控？不行！再补救也不晚。因为透明细胞癌一般进展速度并不快，还留有调整的时间及方法等。沈女士的结果再次说明这一点。其实，"医患相长"。医生的最好老师是临床患者，是患者过去的经历、教训及经验，我的这些经验源自对早期患者的观察。如有位20世纪90年代的透明细胞癌患者在我脑海中印象特别深，她是刚30出头的上海女孩，是位法官，手术后反复化疗，就是CA19-9指标偏高，化疗没法再做了，故找我用中医药调整，花了4~5年时间，才完全控制住，现晋升为一级法官。也就是因为有这么些早期经验，故与西医资深妇科肿瘤大夫商榷后，才有了卵巢癌患者需强调"大中医、小化疗"等的概念，这对卵巢的透明细胞癌患者尤为关键。因此，把它写进了《癌症只是慢性病——何裕民教授抗癌新视点》（2008）等书中。

此后，因此概念受益者绝非少数。如某央企的财务总监也是透明细胞癌，且是晚期，2010年找我，当时北京的医生相当悲观，认为化疗与否意义已不大了，找个中医看看，自我安慰安慰算了。现在一晃13年，她完全恢复了。但与她同时期住医院的同病种患者，约20多位，却都走了！或因为化疗扛不住，或因为国外求医不成，或因为自己没有挺过来……

总之，沈女士卵巢透明细胞癌的癌症心语及康复历程，不只是个故事，是个榜样，更是一种范例——**针对不同类型的癌症，都应该尽可能地知己知彼，换换思路，调整调整；而不是一味地化疗、放疗等蛮干。**有时，"大中医、小化疗"就是个不错的选择，有助于通向成功彼岸之路！

编者感思

暑假在青海自驾，车窗外发现连绵起伏的像薰衣草一样一望无垠的淡紫色。一棵棵刚劲直立的茎秆，梢上缀满了细微的花蕊，茂密厚实的草叶覆盖着草原斑驳的黄土。我情不自禁停车，赶紧用形色识花 App 查询，原来这是芨芨草。

在适者生存的自然环境下，没有人为它播种、灌溉，也没有人为它施肥、除草，它依着上天注定的严寒酷暑，贫瘠也行，肥沃也行，寒冷也行，炎热也行，总是以一颗细小微小的种子，依着风的方向，随意洒落在草原的任何地方。在高原的高天厚土中，成就了一棵草的丰茂。

采访中，沈老最高频的词就是"撑"字，"撑"的异体字为"撐"，右下角不是"手"，而是"牙"，可见，咬紧牙关，才能撑住。不管是撑船，还是撑腰；不管是硬撑，还是支撑，需要的都是一种力量。

知乎上有个话题：你最难的时候是怎么熬过来的？有人说疯狂健身，有人说各地旅游，有人说借酒消愁，还有人说去干自己干不了的事，但更多的并没有给出明确的方法，他们只是熬着熬着，不知什么时候就熬过来了。

沈老的难，小说情节也无法想象。可老年的沈老，被名医定义为"听天由命"的沈老，如今恬适又淡然地活着。

何教授说，阴影也是一种光明。

我不信。

他拿起一本书，遮住灯光的一角，指着书后的影子说：看，这就是阴影。是这本书遮住的灯光留下的。如果用光明给阴影下定义的话，阴影就是暂时遭遇障碍的光明。

说罢，把书移开，阴影果然消失了……

癌情概述

卵巢癌，又被称为"妇癌之王"，发病率在女性生殖系统恶性肿瘤中位居第 3 位，但死亡率却高居首位。由于卵巢癌深藏于盆腔，临床表现常十分隐蔽，故临床常有 3 个 70% 之说：70%的患者就诊时已属晚期，70% 的患者 3 年内会复发，70% 的患者生存率不足 5 年。

从病理上来看，卵巢癌有多种病理类型，以浆液性囊腺癌、黏液性癌、透明细胞癌等为多见，不同病理类型临床特点不同，对不同疗法的反应也不尽相同。其中，卵巢透明细胞癌、黏液性癌等对化疗通常不敏感，而浆液性囊腺癌等则相对比较敏感，却十分容易春风吹又生，不时反复发作。为减少卵巢癌的复发，提高患者生存率，术后常会进行较长期且持续性的化疗，特别是浆液性、黏液性卵巢癌，主要依赖于术后的化疗。但此类癌细胞组织"生性"比较缠绵、黏腻，化疗常会陷入两难境地：不化疗，指标上升；一化疗，全身情况更糟……可以说是，不化疗，等死！再化疗，找死！

对此，我们摸索出经验"大中医、小化疗"，给出明确建议：平时以中医为主，培其本，固其根，提高其免疫力和生活质量；必要时，短期补用几次化疗！同时，采取心理疏导和心理支持等疗法，以及中西医药物治疗，帮助患者改善不良情绪和不适症状。临床已印证，很多患者借此思路而控制了卵巢癌这一顽疾。

本患者是较为典型的卵巢透明细胞癌，她的康复过程颇有典型意义。

切割余下的生命

——学会与多种癌共存，
卵巢癌康复14年

邵女士

年龄：78岁

职业：高校教师　　地区：重庆

叙事要点：有卵巢癌家属史，身患多种癌，遂学会与癌共存，一段段地度
　　　　　过而康复14年。

患者自述

反常的正常

2008 年，我当时 63 岁。6 月，本该体检的，因为重庆大多医生都去四川汶川救灾了，故延迟到 12 月，我才到医院做常规妇科检查：宫颈刮片、阴道镜、手指妇检、腹部彩超……一切好似都在正常范围内，自己也没什么不适。

但有点医学常识的我，总觉得彩超影像左卵巢显示在正常大小范围内，应该不正常。63 岁的我卵巢应萎缩得看不见了，能显影就不太正常了。

我是重庆某电大退休的财会专业老师，出于职业的严谨和敏感，加上家族有肿瘤病例，我要求医生重新重点检查。医生抽血做了糖类抗原 125（CA125）、癌胚抗原（CEA）等肿瘤标志物，当时不懂化验单上写的 "CA125" 是什么指标（实际是卵巢癌的特异性重要参考指标），结果 3 天后再次复查时，CA125 是 93（正常标准值是小于 35），医生诊断为卵巢癌的可能性较大。

想起死去的姐妹

医生的这个诊断，让我立马联想到了在贵州某地做医生的姐姐，20 多年前，当年她才 40 多岁，感觉左边腹部不舒服，起初以为只是盲肠发炎，在贵州某医院做了盲肠手术。但是后面一直觉得腹腔痛，持续到 1989 年，当时拍片很难，最后到贵州医学院，等了一个月才拍到片，确定是卵巢癌。48 岁时，她去世了。

我去贵州处理她的后事，姐姐的同事反复对我讲，让我和妹妹一定要做个彩超。妹妹以为没事，就没做。妹妹小我 3 岁，后来也死于卵巢癌。

因为家族有这个病史，更加感觉这个信息非常可怕，一时间，我懵了！

手术室出来，我拔掉了输液管

因为不知道 CA125 指标 93 意味着什么，就跑到重庆某医院宣传栏上，看有关 CA125 的介绍，当看到叫糖类抗原时，心想：不好了，该来的还是来了。

第二天就去了重庆某医院，医生确诊是癌症，要做手术和化疗。

当年，妹妹只做了一次化疗，就不愿做下去了，因为实在无法忍受化疗的痛苦；当年，姐姐每一次化疗后，都像蜕了一层皮，老了十多岁。想起她们，我都打哆嗦。于是以"住在沙坪坝，离医院远"为理由，拒绝了。

可是，又不知道走哪一条路好，过了几天又同意做化疗了。

只不过没敢给儿女们任何一个人讲，他们都还年轻，还要找工作，一旦告知他们，整个家庭就乱套了，只能选择一个人承受。虽然这样想，但还是希望能够有子女的安慰，既想让他们知道，又怕他们知道的滋味，真的是不好受！

12 月 26 日，终于在医院做了腹腔镜手术。子宫、卵巢、大网膜全部切除，同时清扫腹腔、腹股沟淋巴结。化验诊断为浆液性卵巢癌ⅠC 期，左腹部插满管子和输液管的我，被推出手术室回病房。慢慢苏醒的我想起妹妹死时的惨状；想起 48 岁的姐姐，虽是著名医生，最终还是死于癌症；想到自己仅有228元退休工资，爱人也老了，又是下岗工人，实在找不到还有什么办法能够活下来。那不如一了百了，别拖累了家人。我用尽全力，侧身拔掉了输液管，爱人立即抓住了我的手，抱住我的头，那一刻，我的眼泪止不住地流下来。

化疗关就是鬼门关

今后该怎么活？我也不知道。姐姐曾说"化疗关就是鬼门关"，只要一进医院，我就全身发抖。过去的几十年，自己虽是老师，家里却很少去买牛奶、鸡蛋，即使有，也是省给儿女们吃，对于我一个从童年就体弱的人来说，能否经得住化疗？我心中是七上八下。

第一次化疗，才开始20分钟，我就呕吐不止，胆水都吐出来了，腹内翻江倒海，有时吐得翻白眼，还有时吐得差点断了气。每当想死的时候，就想到了还没找到工作的儿女，他们没有母亲怎么办？为了家，为了儿女，必须挺过！

第二次化疗，依然无法忍受，白细胞极速下降到2 000（标准值是4 000），所有血常规指标下降到临界点。打了三针升白针，白细胞还是升不起来，吃不下，睡不着。输白蛋白救命、住抢救室隔离等方法都用上了，没有任何作用。

弟弟是电力局的，说同事用的是外国药，就发动亲朋好友凑点钱，帮我买外国的药。可是，没有货源，要等。一个月以后，药终于来了，吃过以后，呕吐好多了。但是，每一次吃饭我都在流泪，吃了就吐，吐了还得吃。

强忍着继续到第六次化疗，化疗开始白细胞就降到2 000。每天走到阳台上，感觉阳光都不是我的，看到楼下三三两两散步的患者，就很羡慕他们，感觉活着真好。

六次化疗完成以后，复查CA125，结果不降反升，在58左右。主治医生准备再改方案，重做化疗。都说医生有三把斧：手术、化疗、放疗。那个年代又没有靶向治疗，六次化疗已经生不如死，再继续做下去，我又不是机器人，怎么受得了？

天遂人愿，化疗没法继续做下去了，一是因为我身体受不了；二是肝功能的其中一项指标——碱性磷酸酶高达 400（正常值是 135），其他肝功能指标也都超标，达到肝坏死的临界点。化疗本来就很伤肝，高达 400 的数据，让医生也没有任何办法。直到有一天，医生要求我出院。我很生气，这不是弃我不管吗？虽然医生啥也没说，但正是因为啥也没说，我知道言外之意是：回家等死……

我强烈要求换个科室保肝治疗。换科室那天，难得的晴空万里。大儿子推着我，我看了一眼蓝天，看了一眼儿子，心想：这次进去，可能就再也看不到蓝天了，天再蓝，我也要和蓝天告别了……

偷吃中成药被抓

住院保肝期间，突然有一天，我看到《重庆晨报》上预告上海何裕民教授团队将在重庆做公益，宣传中医抗癌的"零毒疗法"——"保肝、保胃、保肾"，这个理念，一下触及我的灵魂。

世上真有这么高明的中药治癌方案吗？惊喜之余，叫爱人去少年宫听课，怕他记录不好，特意交代拿些资料回来，读了资料，我郁郁寡欢的心理一下子就明朗了。我的外公是苏州有名的中医外科主任，活到了 92 岁，最后还不是病死，而是跳井自杀。从小耳濡目染，所以我坚信这个理念最好。就把这个救命信息传给了所有的病友，大家兴奋极了，看到了新的希望。

2009 年 5 月 2 日，何裕民教授到重庆巡诊，我请了假，与同病房的 3 个病友，去找何教授诊治，教授开了中药。

由于住院期间，暂时无法煎煮并服用中药，好在还有一种瓶装的片剂，所以在感染科保肝治疗中，只要医生和护士不在，我就开始偷着服这种片剂。直到有一天早上，我吃着的时候，主治医生进来查房发现了。我无法编谎，只好将片剂给他看。没想到，他看过成分以后说可以吃。

18天以后复查肝功能，我对医生说："我不是肝炎病人，是癌症病人，顺便帮我查一下CA125指标吧。"

第三天拿结果之前的一晚，我一夜都没睡着。担心第二天化验单CA125指标是否能够降下来，如果说指标还不能降下来，就没活路可走了，这是对我生与死的最终判决书。但是，又不敢跟爱人讲，虽然我能走，还是不敢去取报告。爱人硬着头皮去拿，回到病房那一刻，我不敢看他脸部表情。他展开化验单，"CA125：18"一下跃入我的眼帘，其他指标啥都没看见，又怕眼睛看花了，再仔细一看，CA125的确是18，这个结果展现在眼前，那一刻，我心中的一块大石头终于落地了。像烈火焚烧后又获得了重生的我，泪水瞬间溢满了眼眶……

1癌+2癌=无癌

就这样，何教授的药我一直吃到了2016年，也活到了2016年。72岁的年纪，难免会骨质疏松，脚杆痛，在骨科医院诊治时，查了个骨密度。医生就给我打了依降钙素，第3天发现左乳房有点痛，继续观察3天，还是痛。就问医生："打的什么药？乳房这么痛。"医生说日本的依降钙素，我赶紧跑到门诊部药房，一看说明书，有很多副作用，其中有一项显示会导致乳房痛。

过了一两个月，还是痛，我就去另一家医院看诊，没想到医生竟然是我的校友，他对我说：乳房有瘤，不是癌，取掉即可，意思是让我保乳房。而另一位医生说："这么大，保什么乳房哦？留个乳房会有后遗症的，全切除吧！"我怕得罪双方医生，没有表态。后来，我的校友医生同意全切除。

手术后，校友医生说："没有淋巴结转移，是三阴。"后来我才明白，三阴是很凶险的，内分泌治疗和靶向药都没法用，只有化疗。

我依然不愿化疗，对医生说："我年纪大了，心脏又不好，化疗对心脏有害。"医生说："你的分型不太好（三阴），给你增加两个？"医生是我熟人，我又不好拒绝，就做了8次化疗。

后来，每次去甲乳科检查，医生都会给我检查甲状腺，直到有一天，医生说我的甲状腺也有了问题，要做手术。刚好，有个女孩问校友医生："为什么我去年做了甲状腺手术，今年怎么又有了？"听她这么一说，我连忙查了资料，原来甲状腺切了还会再长。

茫然时，我又想起了何教授。他对我讲："不要怕，我的妹妹就是甲状腺肿大。况且你的甲状腺素又不高。甲状腺癌是惰性癌，能保守就保守，不建议随意动刀。一旦切除，终身服药。"听教授这么一说，我忽然豁然开朗：原来有些癌症是可以与人共存的，对于甲状腺癌，索性就不管了，想着，活一天是一天吧！

生命可以切割

著名演员陶玉玲和我一样，也得过3次癌症：第一次颌面部得了腺样囊性癌，第二次是肺癌，第三次是基底细胞癌。她丈夫同患癌症，但她每一次都挺了过来，现在依然健康地活着。

我的偶像秦怡，在20世纪60年代中期，被查出直肠癌，后来做了手术。术后，又患上了腹泻病症，2008年，秦怡因肠道疾病做了大手术。儿子死，丈夫死，她都默默承受着，最终还是活成了精致的100岁老人。

世间的灾难，并不是我一个人承受的，荧屏前的精彩绽放，也许荧屏背后在痛苦地化疗。

既然癌症不请自来，那就与癌共存；

既然左右不了生命的长度，那就把长度切割；

既然每 3 个月检查一次，那就 3 个月 3 个月地活。

活好 3 个月再说，下次检查没事了，就从下次重新有了新生命。积少也成多。

今年，我 78 岁了！

医 者 点 评

本案例值得分析探讨，吸取教益，充实知识，增强防范能力。

第一，从医学角度看，邵家三姐妹都有卵巢癌病史，很明确，她应该是 *BRCA1/2* 基因携带者。因为她的两个一级亲属（姐妹）也有此病，*BRCA1/2* 基因就是十年前促使影星安吉丽娜·朱莉大胆切除乳房，后来又摘去卵巢的可怕基因。当时邵老师姐姐同事的提醒是对的，是有远见的。现包括她们姐妹的一级亲属女性后代中，也应引起重视，查查基因，以便提早防范，改变生活方式。因为理论上说，该基因缺陷，患乳腺癌/卵巢癌的概率大增。

当然，是不是一定要做脏器切除手术，是可以讨论的。

第二，邵老师患乳腺癌也是情理中事，因为上述基因对乳腺癌的影响更大些，是乳腺癌好发的高危因素。但她的乳腺癌又有所不同，其实，卵巢癌手术后化疗对乳腺也有作用。加上她长期用我们的中医药控制，一直很好。表观很好，不等于微观不存在问题；微观存在问题，不等于必须极端处理。她只是用了依降钙素后激活了乳房原本可能存在的微小病灶（结节），激发疼痛。

依降钙素是人工合成的一类激素，本身就有多种副作用，包括促使乳房疼痛等。实际上，这种补钙药该不该用在她身上，是一个可以商榷的问题，值得推敲和谨慎。她完全可以借助骨质疏松的其他解决办法，如多晒太阳，加强活动，补充维生素 D 等。也许起效稍慢些，但安全多了。

第三，邵老师的乳腺病症，做手术是可以的，全切也可以；考虑当时已 72 岁了，需不需要化疗，而且如此剂量，不见得；至少笔者不赞成。

1. 她前面（卵巢癌时）就化疗过，如不打依降钙素，或许不会诱发；仅因"三阴"很危险，就如此化疗是另类的治疗过度。

2. 是不是"三阴"乳腺癌都要化疗？其实这危险是相对的，是因对内分泌药不敏感，所以才危险。而且，社会成为"定见"，导致过度恐惧，某种意义上"被危险"了。十多年前，乳腺癌不分"三阴"与否，早期的死亡率并不高。而做出区分后，抓住"三阴"统统化疗，不见得提高多少生存率。这些，值得反思。因为社会舆论认为"三阴"很可怕，故须这样那样的治疗，不仅造成过度治疗，而且在令人不安中加剧了恶化可能性。

3. 邵老师的身份是大学财会专业老师，她先后患有卵巢癌、乳腺癌及甲状腺癌。其实基因只是危险因素之一，就像她对自己的评价"出于职业的严谨和敏感"，个性因素也十分重要，我们早就观察到"好女人"更容易被癌症盯上，因为长期活在自己施加给自己的压力之中。这三个癌症都与压力关系极其密切。

在我印象中，邵老师就是一丝不苟的好同志，方方面面表现都很优秀，也正因为做事样样较真，什么都追求完美，遂始终活在无形压力之中。对于癌症，基因是增加可能性，压力则是直接触发因素。因此，笔者倡导"别做'好女人'"，别烦，学会好好活！而帮助患者学会"怎么活"，也应成为临床医生指导患者康复的重要措施之一。如果不能改变生活方式，只是靠药物及手术，它还是会反复出现问题，遗患无穷的。

医学，从某种意义说就是一类生活方式。通过叙事，了解患

者这方面短长，有助于做出针对性指导，也应该是现代医生的重要职责。

编者感思

邵女士可谓命运多舛，年轻时因工伤失去左手，中年时同气连根的姐妹们相继早逝，后半辈子又一直受着癌症的折磨……

读完她的故事，不难发现，她从警觉—恐惧—绝望—煎熬—重生—接纳，心理走向完全是一个大写的"S"曲线，"S"是"死"的发音，同时也是"生"的首字母，甚至还是太极的分界线。**越活越明白的她，最终悟出了生命的真谛——向死而生！**

"向死而生"是马丁·海德格尔在《存在与时间》中提到的概念，海德格尔说："死和亡是两种不同的存在概念。人从一出生就在走向死的边缘；而亡，是一个人走向死的过程的结束。"

这样理解的话，也就是说：人只要还没有亡故，就是向死的方向活着。

倘能懂得这种"倒计时"式的死亡哲学，我们每个人的生命便可以延长。当然，这种延长不是"生理性"，而是"心理性"。

可，谁又能说"心理性"不会延长"生理性"呢？

感言至此，我仿佛看到了邵老的面容如菩萨般静美……

癌情概述

卵巢癌属于比较难缠的肿瘤之一，特别是浆液性、黏液性卵巢癌，在以往临床治疗中，主要依赖于手术后的化疗。但卵巢癌往往"生性"比较黏腻，像牛皮糖一样，开始，它可能对于化疗效果还不错；但不久后，CA125指标就开始反复；然后就再化疗，似乎还有一点效果，但终究看不到头。

针对缠绵、顽固的卵巢癌，我们的经验是："大中医、小化疗"。因早期对化疗敏感，故第一阶段以化疗为主，辨证汤方及零毒抑瘤配合；等几次化疗后，癌症相对稳定时，转为中医药为主，零毒抑瘤为重点，逐步延长化疗间隔期，以达到减少化疗次数；如CA125波动明显时，可补用几次化疗踩踩刹车，而不是一脚踩到底。

运用此思路，我们已在不少CA125反复波动的卵巢癌患者中取得成功，有些患者已良好地生活了10年以上。其实，尽管卵巢癌很棘手，但类似的以中药治疗为主而康复的案例，我们可以信手举出上百例。

柿子如丹缀土城

——前列腺癌晚期骨转移，危在旦夕
而换了思路，赚回20年

李先生

年龄：92岁

职业：企业管理　　地区：江苏南通

叙事要点：前列腺癌伴全身骨转移，常规治疗无效，仅添加中医药便一路
　　　　　凯歌，赚回20年。

患者自述

一尿尿到了骨髓里

20 年前（2003 年）的那个春天，万物苏醒，但对我来讲，无疑是一场冰冻性的灾难，至今回忆起来，仍清晰地回荡、瑟瑟地发抖。

小便时，偶然发现不再有"飞流直下三千尺"的湍急，而变成了近似于都江堰的"三七分叉"，而且还断断续续、受阻不畅。2003 年 4 月 10 日，经中医院诊断为前列腺肥大。用手术方法进行切除，术中发现有结节硬块，经切片化验，确诊为前列腺癌。旋即做了手术，并配合用了比卡鲁胺等内分泌药物。好像是万事大吉了，但不久又见骨节酸痛。

为进一步检查病情，家人将我转入南通市第一人民医院做全面检查，通过全身磁共振、发射型计算机断层成像（ECT，是一种用放射性核素检查骨转移的方法），发现全身多处骨头，特别是胸椎、腰椎、骨盆等多处骨转移，故伴发疼痛，且左 7 肋、右 8 肋等多处见多个大小不等、形状各异的转移灶；前列腺特异性抗原（PSA）指标奇高，达到数百。结论为：多发转移骨病变。

医生告诉我家属：前列腺癌已属晚期，生命危在旦夕。

得知这结论后，我一度失去了求生欲望，心里感到非常焦虑、恐怖，疼痛骤然加剧，彻夜难眠。

短短一个月时间，我的体重从152斤（76千克）降至130斤（65千克），几十年从未遭过这等晴天霹雳的我，不止一次地叩问自己：是不是"人近黄昏，大去不远"了？饱尝了"泪水往肚子里咽"的辛酸与苦楚，身体状况也快速变差。我常常闭目哀愁：我的明天是光明还是阴暗？后天是否会如期而至？

准备告别人生时，换了种思路

即将离世之际，除了见所有能见的亲人外，就喜欢独坐、发呆，追忆往昔：

退休前，我一直在纺织厂做管理工作。多年来，也遇到过人事、财务、安全、产品、销售各方面层出不穷的棘手事情，但最终还是被我逐个攻破；现在看看，过去的一切困难，不都是浮云吗？

自诩为职场上的英雄吧！带着回顾时丝毫的安慰，又回到了自己的病情——它，算是一个难题！但也只不过是一个身体上的难题。既然摊上了"大事"，再急也没有用。一个人的生命，从出生之际就夹带着死亡！只会有迟到的，却没有缺席的！这是自然规律。与其惧怕，何不与癌症病魔周旋一下？

突发奇想：能否对待病情就像对待工作一样，逐步攻破它；对待癌，也像对待"敌人"一样，在战略上重视它，在战术上藐视它。重视它，就是尊重科学，尊重医学，实事求是，精心治疗，积极面对；藐视它，就是思想认识上把它当作"纸老虎"，从精神上压倒它，战胜它……

有病找医生，活着靠自己

于是，我积极地向南通多个医院专家咨询，听取意见，做好记录、征求、比较，以便筛选出最佳方案。

有的讲：可以继续试试内分泌治疗，但我已试过，效果一般。当时，新的有效内分泌治疗（如阿比特龙等）还没问世；但可试试再次手术……

有的讲：对癌病灶进行二度开刀，手术难度大，切除未必干净，也不一定有把握，毕竟是更大的手术，要大伤元气的……

有的讲：已经骨多发性转移，手术就没意义了，也开不掉，只能做放化疗，但前列腺癌化疗效果不好，多发性骨转移没法放疗……

有的讲：放化疗在杀死癌细胞的同时，也杀死正常的细胞，并带来负面影响——呕吐、头晕、眼花、头发掉光、白细胞低、抵抗力下降……

再说，对我而言，年龄已超过 70 岁，要不要手术？要不要放化疗？要不要创伤性治疗，人是否吃得消？都是问题！

几种方案，也不知如何选择是好，真是进退两难。

记得有位名中医说：有病找医生，活着靠自己。

这句话对我启发很大，面对生死之挑战，是坐以待毙？还是靠自身的潜能与癌症做顽强拼搏、死里求生？

回答当然是："哪怕只有百分之一生存的希望，我要坚定百分之百的信念，赢得生存权！"

发现一个好东西

于是，我心态归零，奋发图强，甘当小学生，收集借阅多类医学科技资料，学习抗癌医学知识，在书中与作者、与智慧、与病友间接交朋友。

这些年来，诸如《生了癌，怎么办——何裕民教授抗癌新视点》《生了癌，怎么吃——何裕民教授饮食抗癌新视点》《癌症只是慢性病——何裕民教授抗癌新视点》《智慧治癌》《癌症·真相：医生也在读》《癌症密码》《癌症简史》《癌症·新知：科学终结恐慌》《饿死癌细胞》《抗癌必修课》……中外的、专家的、平民的、患者的、医者的……只要带个"癌"字的书，我几乎看见就买，买了就读，读了就划，划了就摘。当然，是先后看的，增长了不少知识与智慧。

受不计其数著作的影响，我认识到：中医中药是祖国医学的宝库，有五千年的悠久历史，博大精深。它凝聚着祖先与疾病斗争的智慧与结晶，为中华民族的繁衍生息做出了很大贡献。

在历史上，曾有无数次疫病对人类侵袭，就是靠中医药在防疫和防治上发挥了作用。有很多疑难病症，西医难以治疗，用中医中药可以转危为安。中医中药在防病治癌的科学价值与作用，已在千百年来被证实与检验。

癌症虽然是顽疾，但通过中医中药对症下药，慢慢地治疗，或许是可治愈的。中医讲究辨证治疗，各人有各人的药方，病情悬殊，药物种类悬殊，服后效果也各不相同。

也就是说，一旦得了癌，不要急躁，要冷静思考，一定要根据自己的病情、年龄、体质各方面综合考虑。对癌症该由医生开刀就开刀，不要延误。康复期间应找有专业威望的医生进行综合治疗。渐渐地，我的心平静下来了，掌控自我命运的意识，再次强烈起来。

癌友协会为我打开一扇窗

也就是在这一年（2003 年），我在南通市癌友协会看到正在科普上海民生中医关于肿瘤的研究治疗报告，"零毒疗法"四个大字一下映入我的眼帘。

"零毒疗法"的载体是一种药物，是用灵芝等中草药来整体调理人的身体，提高人的免疫力，使癌细胞自然凋亡。

看到这份材料，我兴奋极了。我从近百本著作上汲取的精华、沉淀的观点，"零毒疗法"几乎满足了我的所有期待和想象。一瞬间，犹如在茫茫大海中的船只，拨开云雾，看到了灯塔，有了前进的方向。

我的轮椅终于过江了

恐怕这辈子也忘不了"2003-7-23"这个日子。与家人研究商量后，儿子冒着酷暑，开车载着我并带上轮椅，从南通专程来到上海民生中医肿瘤研究中心，请何裕民教授亲自诊治。

那天门诊患者特别多，轮到我时已是下午了。看到教授，我忐忑不安，既期待他能看懂我的病情、医好我的癌；又怕他看懂我的病情，下个"准备后事"的结论。

只见何教授逐页翻阅我住院的病历记录、CT片子及化验报告等。一边把脉，一边温和地告诉我："癌症是一种慢性病，是可以防治的，比你的病情更严重的也能治好。老年肿瘤患者体弱，可带癌生存，与癌和平共处。通常，前列腺癌恶性程度一般，已有数百例与你一样的前列腺癌患者经诊治后，顺利康复了。你的病情也是如此。放心好了，只要配合治疗，认真服药，不必过度担心。"

听起来，逻辑上很严谨认真，但面容又那么和蔼可亲、语气那么平易近人，我忽然像得道一样，豁然开朗、心情舒坦。教授都说了没问题，更何况我本人呢？

何教授给我几个建议：①继续用比卡鲁胺类内分泌药；②加用保骨针，一月一次；③配合中医药综合调治；④改变饮食结构，减少动物蛋白，包括牛肉、羊肉及奶制品的摄入；⑤适度活动，切忌剧烈，且需穿软底鞋……一切都很普通，但涉及较广，言语中感到他似乎很有信心。

按照何教授开的中医药及生活处方等，且按时、定量遵循，经3个月左右的治疗，我的病情大有好转，骨头疼痛有所减轻，身体状态有了明显起色。半年后，状态改善更明显。随后，ECT

骨扫描盆骨、肋骨、关节等处的浓聚性一年比一年淡化（提示骨转移有改善）；PSA的指标，也一年比一年下降……

PSA指标从数百，缓慢逐渐下降，3~5年后完全正常。终于到2009年，PSA指标小于0.02；2011年则为0.01。且ECT复查，骨头的浓聚灶也变淡消失了。2009年前后则完全正常，整整经历6年多。也就是说，经过多年抗战，我临床痊愈了，没有任何不适。且较之同龄人，自认为红光满面，精神矍铄，胜过常人。没人相信我曾离死亡一步之遥。

2015年8月，正值康复12周年，得知何教授将来南通巡诊，私下打探得知正是其生日前后，遂家人在南通大办喜宴，宾朋几十人，并隆重邀请何教授到场，庆贺自我重生之际，也借机感谢教授救治之恩！

20年赚来的经验

如今我92岁了，20年的抗癌生活并不平静，但我还是活到了鲐背之年；庆幸之余，更多的是感恩，没有家人的鼎力支持，没有西医检查追踪，没有中西医的结合治疗方法，没有中医"零毒疗法"的辨证汤方，也就没有我这赚来的20年时光。

当然，中间最重要的，还是迷茫间指路——包括观念上（战略）、战役上（具体治法用药）、战术上（随时调整增减）的悉心指引。

再造之恩，恨无所报。深知自己余日不多，遂想提供一些"复活"心得，仅供参考。

东西南北？——不妨"向中走"

患病之初，全家人最关心的焦点是治疗方案，究竟是采取西医放化疗，还是用中医药来治疗。家人商议后，众说纷纭。有的认为西医先进，科技领先，见效快；爱人在老年大学学过中医，对中医情有独钟，她认为中医根据自身的体质辨证论治，补虚扶正，攻补兼施，标本兼治，调整阴阳平衡。我认为在选择化疗和中医药治疗直接关系到生死存亡，了解到有些得了癌症在康复期间由于治疗不当，过度的化疗走入误区，致使无法挽救，失去生命。在我爱人关心与启发下，我当机立断选择服用中药治疗，病情逐步得到好转，一步步走向康复。

好的风水？——不妨"爱妻子"

20年过去了，一场大病转危为安，儿孙绕膝，享受天伦之乐，我要感激我的爱妻。

面对生死离别，她不离不弃，陪伴我，鼓励我，增强我战胜癌症的信心。

住院期间，她总是起早贪黑，日夜服侍照料。我小便不畅时，她用艾条煮沸，把毛巾浸在热水中擦干热敷，小腹得以畅通；胃口欠佳时，她精心烹饪。比如，煮面条儿，总是放入新鲜香菇、胡萝卜、木耳、香菜等，色香俱全，不断更新新鲜蔬菜为我变换饮食花样，增加食欲；再苦再累，从来不说一声。家属及子女的精心护理，是我战胜疾病的心理防线。患者的精神状态越好，越能提高人的免疫功能。

很多人患病以后，总是找人看宅子的吉凶，日子的阴阳。其实最好的风水，都是藏于主家的人品当中。夫妻恩爱，入孝出悌，与人为善，品行如一，家庭才能长久兴旺发达。

势单力薄？——不妨"抱成团"

20年，对于百岁老人来说，不过是1/5的时间。

但这20年是不平常的两个10年，我过得十分充实又有意义。

得知南通有癌友康复协会，我立马报名参加。几十年来深深感到，协会是一个温馨之家，在这"似家非家胜似家"的欢乐大家庭里，彼此的病情分享，医讯提供，相互鼓励，使我忘记了痛苦，忘记了一切。

协会组织的活动中，会长经常对癌症患者讲：得了癌症不等于死亡，要借助群体的力量进行抗癌。不但要战胜癌症，而且要活得更健康、更潇洒。

大家相互磋商、交流对肿瘤的预防和科学治疗。一旦经验被采纳，感到从未有过的伟大与快乐。

医者点评

李老先生的初诊情景记忆犹新：那是七月下旬的一天，赤日炎炎。他们是一两点到诊室的，但四五点才排到，因为那天患者很多，诊室颇为拥挤。他是坐着轮椅进来的，看上去微胖，紧皱眉头，一副痛苦面容。交谈中得知他是工程师，且是高级工程师，是个理性的人，已为自己的癌症治疗做足了"功课"，希望我给他一个完整的建议。

鉴于他的病情，我给了他非常明确的几点建议：

1. 首先，放化疗不考虑，至少暂时不考虑。因为根据我的经验，所有分泌腺体癌，化疗效果都不太好（不管是前列腺癌还是甲状腺癌），只要一两次化疗下去，70多岁的他，肯定"趴下"。更何况，化疗对转移性骨癌效果更差。

至于放疗，他转移的不是一个点，而是多个病灶，全身放疗不可能。当时尽管有核素（如同位素锶-89）治疗，但副作用很大，且他没有疼痛到那种必须用的程度。故我技巧地建议他化/放疗暂缓，先不考虑。先中医药试用一下，观察观察。3个月后复诊，再看看。

2. 原来用的内分泌药（比卡鲁胺，又名康士得）可继续用。尽管看上去先前效果并不好，但与中医药协同，也许会增效，提升疗效。如果仍无效，再换药也来得及。其实，那时能用的内分泌药很少，除比卡鲁胺外，就是氟他胺，后者有伤肝之虞，故暂先不换。

3. 建议他回当地注射保骨针，一月一针。用一段时间再看看，有效，至少可用一两年。

4. 随时观察指标，特别是 PSA 等，2 个月一次。

5. 强调控制牛羊肉和牛奶等的摄入量，因为有充分资料表明：动物类膳食摄入过多，是促使前列腺癌高发的危险因素。有研究提示，美国人前列腺癌发病率全球第一，就与美国人动物脂肪及乳制品摄入过多有关。有一份很权威的研究资料揭示：美国的一个个 Town（镇），哪个 Town 的牛羊肉及乳制品销售量高，很多现代癌（特别是前列腺癌、肠癌）的发病率就直线飙升。而印度人很少吃牛羊肉和牛奶，故前列腺癌发病率就很低，这也是佐证之一。所以，建议他要补充营养的话，宁可喝豆浆。

6. 一定注意不能剧烈活动，包括大运动量跑步等。因为他有严重且多发性骨转移及骨质破坏。只主张适度活动，禁忌剧烈且攀登类活动。因剧烈活动很可能引发骨折，加剧骨疼痛。且前列腺癌骨转移患者，骨的承受能力很差，一不小心就会骨折，故平素还要穿软底鞋。

7. 加强中医药治疗。通常中医药对前列腺癌的控制效果是不错的。

当然，我还给了他其他一些建议及措施。

没有想到，见效很快！3 个月后我去南通巡诊时，他判若两人。疼痛缓解，指标下降，行动自如，神采奕奕，精神大为改善。两三年后，他已没有不适，乐呵呵的。因为他本身知识水平就高，加上乐观豁达，故康复不久便义务担当康复宣传员。我经常发现，他总会给新患者指点指点，开导开导。有些高龄患者思想负担重，我也常会请李老帮帮忙，电话指导指导，他常乐此不疲。

印象特别深的是2015年8月的一天，我按计划去南通巡诊，他及家属事先知道信息，背着我摆下了五六桌的大场面。我一到南通，便被引进一偌大的餐厅，不下六七十人。约一半人相识，一半人不相识，许多都是癌症患友，大家同聚一堂，既贺李老康复整12年，也为我生日祝贺（那天前后正好是我生日），大家兴高采烈地，好不欢快。我也十分感慨——这是一场非常特别的生日庆贺，对我来说，何尝不是至高奖赏！

席中，李老夫妇送我一套悉心准备的精致茶杯，上面刻着他们夫妻俩的签名，并请其同乡书法大师范曾先生草书题词："怀抱不群——何裕民先生雅鉴"。这含义深刻且精美的茶杯，成了我办公桌上珍爱的、每天不离手的喝茶工具。

李老的确康复了，且康复得很好！尽管经历了较长时间。这些年，他常把自己的康复经验，传递给他人。可以说，他的康复是个很好的样板，能指引人们走出困境。**癌症是种慢性病。癌症的康复，需要"磨"，需要借助综合调整，加以逐步修磨。持之以恒，常可获得良效。**

对一个晚期骨转移、常规药物似已耐药的老者是如此，对你何尝不能如此？对此，不妨听听李老的诉说，吸取点康复正能量。

说句多余的话，当时（2003年）我之所以从容地建议李老"悠着点""慢慢来""别操之过急，大动干戈""先温和方式方法处置""暂不考虑化放疗"等，是建立在充分信心基础上的：

一则他很理性，已做足功课（对其癌治疗利弊已了解很多）；

二则在于他情绪稳定，这在交谈中我已经深刻体察到了；

三则我自己坚信温和的综合治疗措施会有效，只是需要一定的时间；

最后，即使有些偏差，相信还是有补救措施的。

这，就是慢性病的主要特征所在！

编者感思

杭州的 11 月底，已经秋风瑟瑟、林寒涧肃。但西湖区梅家坞村的一家网红茶餐厅却座无虚席，客人络绎不绝。

他们来此除了喝龙井茶、品农家菜外，更主要的是赏那一棵山谷里的柿子树，火红的柿子，灯笼一样，高高挂起，累满枝头。

而此时的山坡，秋老万木稀，玉露凉风急。唯有这棵柿子树，呈现出丰收的色彩。那些经风沐阳的柿子，随着季节的变幻，霜色渐浓，越发红润，梢头柿肉的表面还会渗透出一层层薄薄的粉霜。正如陆游《秋获歌》所描写的"墙头累累柿子黄，人家秋获争登场"。

熟透的，饱满、自然、盈实，透着一种喜气，是山乡特有的秋韵。柿子为什么那么红？又为什么那么甜？那是因为有了寒霜的浸润，经过了风雨的洗礼。

采访李先生的过程中，老人家几乎没有提及他的痛苦，对中医药的疗效，对病友的忠告，反而侃侃而谈、呶呶不休。尤其是对同类病友的献言献策被采纳时，他的兴奋之情溢于言表。

很巧的是，李老的名字当中，刚好有个"橙"字，人生如柿，柿如人生。

"柿"要经风历雨才能成熟，越成熟，越甜；人要经风历霜，才能养得出一身好心性，心性越好，越懂得"东南西北"的中和，夫妻相依的粹和，抱团取暖的宽和。

中和、粹和、宽和，像和面一样揉捏在一起，不就是"百合"吗？

李老常年与灵芝相伴，柿子＋百合＋灵芝，这不就是"百事如意"吗？

癌情概述

美国的第一大癌是前列腺癌，在男性一生中患上本病的概率为1/8~1/6。它是男性常见的恶性肿瘤之一，占全身恶性肿瘤的7.3%，好发于65~80岁年龄段，其发病率随着年龄增长而升高。不过，近年来中国本病的发病率呈明显上升趋势，这与国人的寿命延长、饮食结构的改变，以及筛查及诊断水平不断提高有一定关系。

研究发现：85岁以上的男性发现前列腺癌微病灶的比例高达75%，但世界范围内，85岁男性罹患前列腺癌的累及风险为0.5%～20%，说明大多数前列腺癌发展缓慢，大都属惰性癌，大多数（98%）比较容易控制。

故针对这类"惰性肿瘤"，追求根治，杀灭癌细胞其实意义不大。我们的处理原则：65岁以下，症状很明显的，主张用些创伤性治疗，如局部放疗、手术、放射性粒子植入等，同时配合内分泌及中医药治疗。70～80岁及以上的，没有特别痛苦症状的，主张先观察，改善症状为主。绝大多数患者活过八年、十年，甚至二十年，疗效都不错。

桃李树上开樱花

——中日两位晚期胃癌患者携手康复多年的故事

患者一　朱女士

年龄：70岁

职业：工人　　地区：上海徐汇

叙事要点：胃癌康复27年。

患者二　陆女士

年龄：42岁

职业：系统工程师　　地区：日本东京

叙事要点：胃印戒细胞癌转移，康复8年。

患者一自述

羊肉串的竹签，扎心了

1996 年 5 月，我 43 岁。当时在徐家汇上班，经常与同事一起吃饭，别人都没事，而我又吐又拉。吃饭后嗳气、反酸、打嗝，服用枸橼酸铋钾（丽珠得乐）等各种胃药均未见效，出现体重减轻，吃不下饭。

八月份在中山医院做胃镜检查后，医生通知我：你一定要来拿报告。因为我正在上班，也没多想，谁知拿到报告，才知道被查出胃大弯处溃疡性腺癌。我问医生："你们是不是搞错了？"回答：绝不会。当时我就泪流满面，怎么这么倒霉？上天对我太不公平吧？在单位我一直是先进工作者、操作能手，作为测定员与教练，一直帮助别人，不是讲好人一生平安吗？

连续多天，我都在找患病的原因，越想越郁闷，越郁闷越想。

原来单位在徐家汇，到家步行只需要 5 分钟。后来地皮被华山绿地征用，新单位在浦东，坐公交要 1 个多小时。

原来从单位回家的一路上，有很多流动的推车饭店，我最钟情的莫过于百米之外都弥漫着孜然芳香的羊肉串，毫不夸张地说，我一天不吃都难受，所以每天至少 3 串。

去浦东虽然有些远，好歹也有公交车；羊肉串不敢保证新鲜与卫生，好歹也是大补的营养品。莫非，我这是"富贵病"？

"准备好后事"的手术

九月份住院手术。由于是半身麻醉，头脑非常清醒。看着墙上的钟，滴答滴答慢慢地转动，我想了很多很多，也很远很远。如果手术口漏气了怎么办？胃割掉后变小了，吃东西也没胃口了怎么办？万一手术失败怎么办？毕竟儿子才14岁，至少要等到他大学毕业找工作吧？

一辈子最痛苦地回忆莫过于：因不能进食，要从鼻孔插进胃管，像是吃了一根巨长的金针菇，还没有咀嚼就整个吞下，结果卡在喉咙，上不上、下不下，吞不下、吐不出地卡在那里。有时甚至感觉它又变成了蚯蚓，想想它满腹的泥土，我都恶心。吞口水，难。呼吸，只能靠嘴巴。像扁桃体发炎，又像口腔溃疡。咳嗽打喷嚏，也会火辣辣地疼痛。胃管在的日子里，时不时地，我会烦躁流泪，会突然发脾气，会坐立不安，会整晚整晚睡不着。时隔27年，现在回忆起来，还是生不如死，这辈子再也不想经历了。

手术当天，我并不知道，后来朋友告诉我，手术做好以后出来，医生说，术后病理显示低分化腺癌，分化越低恶性程度越高，并伴有淋巴结转移，要做好化疗的准备，更要做好思想准备，很可能要准备后事。

后来，我们转院住进了肿瘤医院，在随后的5次化疗中，真是生不如死。

由于自己根本不知道什么叫化疗，家人只看到我的身体虚弱，只顾得给我熬汤、煲饭、补身体，可是每次化疗，都吃不下饭，睡不着觉。躺着，一直抽筋，只能站着来回走动。走着，就会恶心呕吐。现在才知道，化疗是要少吃东西。

更让我难以接受的是，每次化疗都要连续5天，每天3瓶水，也不知道吊瓶里装的是什么，护士用黑布遮着，让我联想到种种恐怖的画面，甚至脑子里还响起那种可怕的哀乐。

插针头的地方，最怕注射液流出。流出，皮肤就会烂。静脉打进去的地方，都会受损，直到现在我的右手还有一块瘢痕。

都说化疗要掉头发，可是我头发一根没掉，5 以上的数字从大脑里全掉了，因为我天天就数着 5、4、3、2、1……出院!

有一味中药叫作"广场舞"

出院后，广场上流行一种康复气功，我经常去观摩，也因此认识了一批病友。后来他们告诉我，最好要吃中药调理，并给我推荐了何裕民教授。当年，何教授没有诊所，我是在徐汇区图书馆的一个讲座中找到了他。

教授见到我的第一句话是："哟，这么年轻?"听了我的病情，接着说："没关系，××地有位长你 19 岁的，××地有位长你 23 岁的，都康复得很好。你没问题的，除了给你开几味中药调理调理之外，建议你每天去跳跳广场舞。"

那天看诊后心情特别好，此后，每个月去一次，每次门诊后心情都特别好。1996—1999 年，我整整看了 3 年，中药也服用了 3 年。由最初的一个月去一次，到后来的 3 个月去一次，再到后来半年去一次。虽然我每次都是最后一个到门诊，因为我总是结束广场舞才去，可教授依然会耐心等待，耐心看片，耐心把脉。

至今 27 年过去了，从每年的复查指标来看，各方面情况都很好，从未有过反复。

天上掉下一个"干女儿"

救命之恩，无以回报。

2011 年 9 月，我申请加入何教授的民生门诊部，成为了一位爱心使者。

2016 年 8 月，何教授很郑重地给我介绍了一个干女儿。

她姓陆，1981年12月的，2004年前往日本留学，后来嫁给了自己的老师，婚后生育两个儿子。日本的婆婆是不帮助抚养孙子的，她只能独自操持家务，几乎没有一天轻闲日子，又累又瘦，体质大大下降。

2015年3月因胃痛吐血，急诊进医院做了手术。

2016年8月回国来看何教授门诊，教授看她精神萎靡，忧心忡忡，又因和我相同病情，遂"安排"我做她的干妈。当年，我63岁，她才34岁，看她比我年轻很多，病情又重了很多，不由心生怜悯，也就认了。

同是上海人，相似的病例，使彼此的心贴得很近。我们除了聊病情，还聊家庭，聊孩子，聊中日关系。她返回日本后，我们还经常视频，见过这种场景的人，还真的以为我们就是亲母女。

2017年初，小陆肚脐上长出一个肉包，她视频给我看。我问，去看过医生吗？说，看过，配了些膏药，涂了涂。我讲这不行，就替她约了何教授。教授视频上一看，马上说这是转移灶，要尽快手术。

5月，她回国做了手术，术后病理报告就是转移。

每当回忆起这件事，她总是心有余悸地感慨：幸亏何教授丰富的经验，才避免了一场大祸。至今只要哪里不舒服，与何教授一视频，一切问题就都解决了。

后怕又庆幸的无知

做志愿者12年来，我逐渐懂得了不少抗癌知识，也经常参加上海抗癌康复俱乐部群体抗癌活动，病友们定期的沙龙和研讨，也总结了不少经验，如莫生气，保持好心情，豁达开朗，劳逸结合，适当参加体能锻炼，中西医结合综合治疗，走出家门，浏览大好河山……

懂得越多，也越来越发现当年多么无知。不懂过量烧烤对身体的伤害，不懂插胃管配合的常识，不懂化疗的概念，更不懂化疗潜在的风险。

所幸，做胃镜遇到了中山医院最好的医生，手术遇到了中山医院最好的医生，化疗遇到了肿瘤医院最好的医生，康复又遇到最好的中医，一路走下来，没有走弯路。

因为找到了抗癌的最佳路径，所以给家人无形当中也带来了隐形福利：

哥哥 2017 年发现肺癌，妹妹 2019 年发现宫颈癌，在我的介入和资源嫁接下，哥哥和妹妹现在基本康复。

兄弟姐妹，与癌共存。向阳而生，携手同行！

医者点评

朱女士是我印象深刻的早期患者之一。她给我深刻之处很多：

1. 除最初几个月她尚有愁容外，后来凡见面她都红光满面、兴高采烈。

2. 多数患者都争先恐后地要先看病，唯恐落下，她却每每是最后的，笃悠悠，好几次是门诊即将结束时才赶来；并常不好意思说，跳舞跳失魂了；看她那湿漉漉的头发，头上还冒着汗，有时真的有点无语。

3. 自从熟悉后，从没听她抱怨及牢骚过，一切都是风轻云淡的。

其实，我们双方很清楚，她是晚期胃癌，有多个淋巴结转移。当时，作为低分化的胃腺癌，恶性程度不低，疗效并不乐观。但我们双方似乎很默契，从来不谈及此事。她也只字不提她的病情及苦恼、担忧、恐惧等。

求诊后不久，她就问了我一个问题，我还能再去跳舞吗？我说为什么不可以！建议你继续跳。跳舞也是种疗法，会促使你康复……一则我们很早倡导运动疗法，跳舞的发泄过程，既可增强体质，回归社会同时还可帮助人们消解恐癌心理，有利于康复。

为此，笔者早在世纪之交的国家级大学教材《现代中医肿瘤学》（2005）中就明确提出，**运动，特别是包括舞蹈、游泳等的社会性运动常是促进癌症康复的有益保障。**

四五年后，约世纪之交时，我注意到朱女士很乐意助人，常以现身说法，开导那些陷入迷茫困顿中的癌友。因为临床胃癌还是不少的。像她这年龄，胃癌发病算是较早的，她的乐观及现身说法，传递给他人，往往是药物手术所达不到的。因此，我经常会撮合她们交友，她也有了很多的病友，有的甚至成了她的干女儿。其实，这些都是祛病的疗法。不知不觉中，转移啊，恶性啊，通通甩到了脑后。这些，也许也是她成功康复的重要因素之一。

只要有付出，就会有回报。她对同病相怜者付出了很多，所以也收获满满。

像她这年龄段（40岁出头）患癌，且属晚期的，癌的生物活性应是很强的。在1/4世纪前，晚期胃癌的康复率并不高。但正是她自身的随性和乐于助人，帮助自己顺利走了出来。不仅自己得益，且泽被兄妹们。她的兄妹们在其后也先后患上了癌症，表明她有家族史。她以自己康复的例子，影响着兄妹们，他们一个个都顺利地走出了沼泽地。可见，一个正确的做法、态度和理念等，往往可令全家获益。

胃癌患者特别需注重饮食康复疗法，这方面她也做得很好，这些一半是医生指导的，一半是她自己摸索及在与患友交流中总结出的，都成为促进康复的无价之宝。

编者感思

　　本书搜集的案例中，很多患者的康复离不开对医学的持续学习、精深研读，才能在关键节点做出正确的研判。

　　医患矛盾中，也有不少归根于患者自以为很懂的"不懂装懂"，从而对医生指手画脚，失去了最佳救助良机。其实是仗有知，而后无知。

　　朱女士很谦虚地自嘲无知，单从医疗常识上来说，也确实欠缺了一些。可正是这种欠缺，才对医院、医生、医术，有了充分地信任。正是充分地信任，生命才得以延长。正是生命的延长，才投之以桃，报之以李，泽被了兄弟、姐妹和干女儿。

　　其实，是知无知，而后有知。

　　下文，则是朱女士的"无知"结的良缘，获的果报，生命救助的生命，文章衍生的文章。

患者二自述

花谢花又开

　　我姓陆，女，上海人，大学毕业那年，也就是 2004 年留学日本开始学习日语；2008 年日本某大学工程系硕士毕业；2008—2015 年作为系统工程师就职于日本某 IT 公司；2008 年在日本结婚，伴侣是一位日本人，某大学的副教授；有两个可爱的孩子，原以为就这样可以平淡且幸福地过着自己的小日子。天有不测之风云，后面发生之事，差一点让我陷入了万劫不复的境地。

A院问一句，被关3个月

2015 年 3 月，因不能进食去医院看病，没想到医生马上就下达紧急住院通知。病因是贲门堵塞食物，不能顺利通过胃部进入肠道，腹水抽掉 1 升，全身黄疸。过于消瘦不能手术，身高 158 厘米的我，记得当时最低体重是 60 斤（30 千克）。住院 1 个月后才接受了 2/3 胃部切除手术，手术中发现有 2 个淋巴结转移。5 月出院，确诊为贲门部胃癌，介于 Ⅱ ～ Ⅲ 期。

术后第一次问诊在A院——说法萌生想法

手术后特别虚弱的我依稀记得，主刀医生说要给我配一种口服药，我问医生：吃这个药能控制住病情吗？答：要看个人的情况。这个不能让人信服的说法让我萌生了再去寻找其他出路的想法。

看到这里或许有人疑问：都病得这么严重了，怎么不早点去看医生呢？其实不是不看医生，而是一次次地被误诊耽搁了。在手术 1 年前，做牙齿矫正，开始感到胃部不舒服。定期去医院看病，也没查出什么，就说或许是矫正牙齿造成的，所以每次去医院就只开些消化药来吃。也或许是贲门部的疾病不太容易被早发现，才在一年后造成了紧急入院。对于这家医院的不信任是我想寻求其他出路的另一个理由。

术后第二次问诊在B院——彩色的图表，灰色的世界

2015 年 5 月出院后，我在东京车站附近找到了一个运用免疫疗法治疗癌症的私人医院。院长看了我的出院小结后，直截了当地对我说："你的病情可能比你的手术医生做出的评估要严重很多。"因为我的癌细胞已经到了浆膜，癌细胞的扩散是非常有可能的，所以说Ⅳ期的可能性也有，在国内可以说就是晚期吧。估计就吃一种药丸是解决不了问题的，建议我换个大医院

再看看。院长拿出一张胃癌生存率的表给我看，我的病期处于
ⅡB~Ⅲ期，也有可能是Ⅳ期。之后又给我看了对应各阶段的
生存率表。用数据说话，我的生存率在 16.6%~55% 之间。走出
医院，外面虽是万里晴空，色彩斑斓，可我只觉得自己的世界瞬
间万念皆灰，眼泪不由自主地流了下来。不记得是什么时候止住
的，是在回家的电车上，还是在进入家门前的前一刻？

术后第三次问诊在C院——接受化疗，彷徨失措

2015 年 7 月，我找到了在东京赫赫有名的 C 医院，接受为
期 6 个疗程的化疗，期间还在 B 医院接受免疫治疗。治疗期间，
我的脑海里一直不停地交替循环往复这些问题：化疗和免疫疗法
到底有没有用呢？既然大家都接受常规治疗，化疗为什么生存率
还是这么低呢？做了免疫疗法真的会帮助我渡过难关吗？我的生
存率是多少呢？

两次偶然，发现一个生机

化疗期间，我能做的事非常少，百无聊赖时也只能随手看看
书，上上网。看不到希望的我为了活下去，本能提醒我要学习了
解自己的病情，就在网上查看了大量的有关癌症的资料，中文的，
日文的，英文的……可以自豪地说，这段时间我读的书比在大学
期间累加起来都要多得多。其中有那么一本书，引起了我的注意，
感慨颇多，那就是凌志军写的《重生手记》。书中提到给他看病
的何裕民教授，在我心里烙下了印记。

得知何教授事迹之后的第 3 天，我随手打开国内的电视台，
非常巧合地让我看到神采奕奕的何教授做客一个养生节目，随着
访谈的还有一位女士，温文尔雅，带着自信的微笑侃侃而谈，她
姓朱。我心潮澎湃地看完了整套节目，顿时断定何教授一定是位
医术高超的中医大夫。两次偶然，让我萌生了去找何教授看病的

想法。

术后第四次问诊在上海民生——死过，突然很幸福

心有所想，心有所动。8月，终于通过父亲的友人联系并预约上了何教授的门诊。怀着兴奋又紧张的心情坐上了回国的航班，见到了何教授和朱女士。何教授的问诊非常特别，座谈式的，既有生理情况，也有心理情况；既看各类西医检查报告，又给我把脉、看舌苔。当天就诊的患者病情各异，他问诊的方法也不尽相同。问诊后，何教授把朱女士介绍给我认识，后来才知道，原来朱老师也是胃癌患者，接受了何教授的中医治疗，现在已经恢复得很好，患病已经是十多年前陈谷子烂芝麻的事情。我对朱老师肃然起敬，这么有魅力的女性竟然也是胃癌患者，和我一样接受了手术、化疗。我经历的一切她都经历过，在何教授的调理下她挺过来了，而且活得这么精致，这么精彩。

我看到了希望——生的希望！

活生生的案例，朱老师鼓励我说一切都会好的。何教授和朱老师的话语，句句强烈地敲击着我的胸口，好似一遍又一遍地循环播放：我有希望，一切都有希望。

突然我恍然大悟，我不需要再为盘旋在脑海里的生存率纠结，不能再被图表中的数字捆绑。对我来说，这是心灵的拯救，点燃了我对生的希望。从这一刻开始，我告诉自己：概率表上的数值只是别人的，我要创造自己的奇迹。从 16.6% 的希望生存到100% 活下去，有了这种重生的信念，原来这么幸福！

可是，谁又希望得到这种幸福呢？

下表是我对日本医疗和何教授门诊对比后的个人感受：

比较	治疗特点	医患互动	自我感受
日本的西医治疗	手术和常规化疗，根据病情发展阶段来用药。治疗前会告诉我用药的预期结果和生存概率。	医生除了告诉你病情和治疗方案，几乎和医生零接触。	难熬的常规治疗，冷冰冰的，孤独，毫无期待感，不知道自己该怎么办，有种俎上鱼肉的感觉，看不到希望。
何教授的中医治疗	根据我的个人身体情况全面制订方案，进行中药调理。	何教授除了治疗以外还会关心我的饮食起居，给出适当的建议，会听我说话，解答我的疑问。	因人而异用药，问诊时的交流，无不透着一种被关怀、被重视、被认真对待的感觉，让人感到无比的温暖，看到生的希望。
朱老师的话聊	用聊天的方式告诉我她自己的病情，并告诉我一切都有可能，这让心灰意冷的我感觉到被点燃的兴奋。	用笑容迎接了我，并用具有说服力的事实鼓励我，让我有了生的希望，坚持下去的勇气。	心主神明，先有了心灵上的救助，药物治疗事半功倍，让我看到重生的曙光。

有了这次心灵的拯救，我坚定了在何教授处接受治疗的信念。之后我每 2~3 个月回国看一次何教授的门诊。

没怀孕，却不断隆起的肚脐

在日本，家家都有泡澡的习惯，我家也不例外。

2017 年 1 月某天，我在泡澡的时候发现原本扁平的肚脐有点不一样，有点隆起，更奇怪的是在接下来的日子里，肚脐眼在不断地变大。怀着不安的心情我跑了几家日本医院，先是手术时的医院，然后是做化疗的医院，最后是专业的皮肤科。诊疗结果都如出一辙——建议观察，不需要任何处理。

看着这慢慢变大的肚脐，真的没有问题吗？就这么不管吗？惆怅之际和朱老师微信聊天中谈及，朱老师当即让我发照片给她，她又把照片转给何教授确认。何教授看了当机立断：一看就知道是转移，建议手术切除。

2017 年 6 月，我在华山医院进行了肚脐切除手术。住院期间，朱老师专程来医院看望我，并告诉我当她看到肚脐眼的照片时，她就觉得有问题，有必要让何教授看一下。好在有朱老师的关注，何教授的高超医术，我的再发转移得到了第一时间妥善地处理，没有造成治疗延误的可怕后果。

真的很感谢何教授和朱老师，给予了我第二次生命，倘若我在日本什么都不做，一直等下去的话，恐怕大家都读不到这些文字了吧……

回到日本后再去回访了之前的两家医院，结果都是建议无期限地化疗，被告之如果没有再次的化疗，后果无法估计。一想到之前化疗的种种艰难就背脊椎发凉，再好好思量了一下何教授的话，中医治疗零毒、零副作用，对身体负担不大。我当即决定放弃所有在日本的治疗，一心一意地只专注中医调理。

以下是日本医院和何教授对肚脐诊断的归纳：

医院	对于肚脐的诊断	得知转移结果后的治疗方案
上述提到的日本 A 院	CT 检查没有异样，观察。	建议无期限地化疗。
上述提到的日本 C 院	根据 CT 结果判定无异样，观察。	建议无期限地化疗。
日本专业的皮肤专科 D 院	涂消炎药。	没有再去看。
何教授中医门诊	建议手术去除。	中医调理，根据细胞检查结果对化疗不敏感，不建议化疗。

众所周知，肿瘤在没有转移的情况下比较容易治疗，对于再发转移的患者来说就有些如履薄冰。但是，就是在何教授和朱老师的帮助下，我顺利地走到了第 7 个年头，医学上可以称之为"治愈"。每每想起之前的种种迷茫，不由得感叹自己做出了正确

的选择，也感恩自己有幸能遇到何教授和朱老师。

有你们在，不，是"有我们在"

大多数肿瘤患者都会患得患失，会有比较敏感的时期。只要不舒服就产生不好的联想——怎么会这里疼呢？怎么会那里不舒服呢？是不是又复发了呢？苍天为啥不饶过我呢？很惭愧地说，我也是其中的一员。

我是如何来克服的？

首先，就是定期找何教授复查，可从科学的角度帮助你解决病痛和不适。另外，对我来说还有一个值得一提的重要人物，那就是朱老师。何教授一直说：女性肿瘤患者想要恢复得好，只要找找闺蜜聊聊天，逛逛街。这个对于生活在日本的我来说有些困难，因为闺蜜们和我自己都很忙，上班的上班，在家带孩子的带孩子，加上在日本没有老人帮忙带小孩的习惯，在生活节奏极快的东京，女性平均一天的睡眠时间只有 7 小时 22 分。在这忙忙碌碌的生活中，点燃我心中火花的是朱老师。她平时会主动给我发消息，聊些有关她自己的生活点滴，也有时事新闻，还有关于健康生活的小常识，等等。就是那简简单单的几行字让我感受到了温暖。虽然没有闺蜜一起散步，但有透着满满关爱的短信。只要我回国看门诊，朱老师都会约我小聚聊天。渐渐的，我也开始主动找朱老师谈天说地，平时有什么不舒服，她会开导我，帮我消除心中的疑虑，渐渐地，我的心中犹如冰山一角被融化的感觉，渐渐地，我不再患得患失了，在不经意间慢慢地佛系了，过起了紧张又有禅意的生活。

何教授，朱老师：有你们在，就有安全感。

在这 7 年里，有你们的辛勤付出，我才平安、顺利地走过了这 7 年，今后还要坚定的走下去。

我立志要像朱老师一样：从我做起，帮助需要帮助的人。

读者朋友：我现在坐标日本东京，如果您对我的经历感兴趣或者有疑惑，请随时联系我。有教授的团队他们在，不，是"有我们在"，一定可以创造生命的奇迹！

医者点评

　　我第一眼见到陆女士时，恻隐之心由然而起。一个非常瘦弱的小女子，患的是晚期胃癌，且部分是含"印戒细胞"类型的。作为有经验的临床肿瘤医生，印戒细胞是胃癌中最复杂、最难控制的，通常对化疗无效。她和我女儿年龄相差无几，她的经历前面已说了，被告知是在日本打拼的。我心里非常明白，她为什么会生这个病！是因为移民的水土不服，为了爱，一个中国弱女子，到了人生地不熟的日本，承担了家庭的里里外外，另加几个孩子，压力可想而知。因此，恻隐怜悯同时，觉得很有必要帮帮她。这时我想起了朱女士。她富有善心，又同病相怜，且都是女性；遂约上朱女士帮助关注，并答应通过朱女士可经常联系上我。因为她毕竟在日本。那时，疫情没发生，她几乎两三个月东京—上海往返一次。平素时不时有情绪起伏，一会这指标高些，一会那数字有点问题；一会肚子疼，一会泄泻；朱女士则不辞劳苦，常常第一时间联系我，帮助指点一下。其实我心里很清楚，病情起伏不是主要的，而是孤寂无助（她先生不久也被疾病盯上），她更需要的是心理慰藉，精神支撑。一两年时间，她恢复得不错，信心十足。我们的多重联系继续着，她一天天又重现出活力、笑声及芬芳。

　　不久后的一天门诊，朱女士匆匆忙忙拿了张照片给我，拍的是她肚脐眼。我一看，坏了！凭直觉，她脐眼凸出而光亮的东西，不是好东西。随即微信联系，询问了症状及日本医生意见。显然，我不赞成日本医生的判断。脐眼凸出的肿块绝对不可能是炎症，而是转移灶！须知，**印戒细胞癌最大特点就是脱落（种植）及向肝转移**。2年多了，肝转移概率已很低了，但脱落／种植（包括脐眼、肠腔、盆腔）的概率会增加。经验告诉我，一定是脱落／种植灶，必须立即处理。我要求她马上回国找我，并同时帮助联系手术医院。求诊时我一按，质感上就是癌性硬结节。她随即入院，迅捷手术。果然是印戒细胞癌种植灶。真的，如果再晚三五个月，后果不堪设想！？也许，是上苍宠爱她吧！让她渡过了这一劫。

手术完了接踵而至的问题是——要不要化疗？国内手术医生建议化疗，日本主治医生也强调她需化疗，医生都清楚，此时，印戒细胞癌种植灶，化疗将没尽头，不知何时可休！

她很快回到国内，又找我定夺！凭我的经验，她做化疗没意义。两个理由：其一，**任何化疗方案对印戒细胞癌都罔效。且脱落到肚脐眼，像天女散花一样脱落的，不在血液通路上；因此通过血管／血液进去的药，即使把人打趴下，对病灶也不会有意义**。其二，她体质瘦弱，已有过一波，再折腾一波，身体会经受不起。因此我坚决反对她化疗，好在此时我在她心目中具有极大的权威性。她欣然听从，自信地回到日本，不再纠结于化疗与否。好在我的反对是对的！当然也承担着巨大风险。**医生，很多时候就要需承担风险，做出决断**。如果跟随众人意见，那么，她什么时候能够走出化疗悖论（化疗受不了，停了不敢）不好说。

即使化疗有效的话，相信她后半辈子也会非常痛苦。因为在经历了第一次化疗后的再化疗，那感受是截然不同的。这些，临床医生只有借助叙事（即充分沟通）、了解患者的生活经历及点滴特征，包括病理特点等，才能做出更优决策。

编者感思

　　一个在上海，一个在东京，相距 1800 千米；

　　一个接近 70，一个刚过 40，相差整整一代人；

　　她们没有血缘、不是母女，却情投意合、胜似母女。

　　虽然朱老师已近古稀，坐在她面前，还是不禁想到"桃之夭夭，灼灼其华"这句，她气色好、气质好，所以传递给陆女士的信息是"术后依然可以精致"；朱老师的口才在我看来一般，但笑容可掬，所以陆女士的体验是"被接纳"；朱老师或许不如肿瘤科医生专业，可重生的亲身经历最能让陆女士信服。

　　要知道，不是因母女而信服，而是因信服而母女。

　　陆女士当年能深得日本工程系教授的欣赏与追求，可以想象她青春时期宛若一树芬芳的樱花——幽香而纯洁。只是在她绽放的季节，经历了一些风吹雨打，好在她没有凋零，甚至现在更加香艳。

> 若问再开何所艳？
> 桃李芬芳松江边。
> 呢喃燕子声声里，
> 隔水相望又一年。

癌情概述

　　胃癌是中国高发的消化道肿瘤之一，全球近半数的胃癌新发病例和死亡病例都发生在中国。胃癌的发生、发展是一个极其复杂多变的过程，与遗传因素、居住环境、生活方式、饮食习惯及幽门螺杆菌感染等多种因素密切相关。

胃癌的治疗方法很多，包括手术、化疗、放疗、中医药、靶药、免疫治疗等。方法越多，越需要谨慎，择善而从。针对进展型胃癌，我们应针对性地分别处置：年轻（60岁以下的）、身体状态不错的，能够手术当及时手术；或先配合中医药及化疗后，择期手术。年龄偏大或状态欠佳的，临床症状并不明显的，先保守性的综合治疗，未尝不也是一种选择。

总体上，胃癌算较为难治性的肿瘤。临床上又可区分多种病理类型，其中，印戒细胞类型的更为顽固，但结合中医药，常可明显增强疗效。本文第二例年轻患者就是印戒细胞类型且已转移（脱落／种植）到脐眼的，手术后借中医药及时控制，依旧疗效不错，顺利康复。故中医药对本病症效果是明显的。

另外，对所有胃癌患者来说，改善生活（摄食）方式，学会怎么优化及调整性情，都至关重要。关于情绪调整问题，我们在《从心治癌——癌症心理读本》做了介绍，因为胃癌患者往往偏于固执和郁闷。对于胃癌患者的饮食问题，我们已进行了深入讨论，出版了《生了胃癌，怎么吃》一书可供大家参考。

桃李树上开樱花

何以疗愈癌症？！

何清湖

湖南中医药大学教授、博士生导师

湖南医药学院校长

全国政协委员

癌症，即使在医学发达的现今，仍然是难以攻克的疑难复杂病，其对患者身心健康的伤害、对家庭生活和谐的破坏，乃至对社会环境的消极影响，使之不仅仅是一个健康难题，且成为当代社会的集体"心病"。而快速增长的癌症患者数量，必然带来更多的问题与隐忧。何以疗愈癌症？这早已成为萦绕在医者、患者，还有无数关注健康人群的心头疑虑。中医？西医？中西医结合？何裕民教授在新著中似乎给出了更多意想不到的答案！

我与何裕民教授可以说是本家，都姓何；且同样出自上海中医药大学。他原本主攻各家学说，后从事基础研究，我则主攻外科。自年轻起何裕民教授便把治愈癌症作为自己奋斗终生的事业，在很早的时候就已成为誉满杏林、名扬海外的中医抗癌专家。他主审的新作《癌症疗愈录——肿瘤门诊叙事纪实》旨在通过叙事医学的方式，借多元视角叙事：如患者、家属、医生、护理者、旁观者等，展现癌症患者的心路历程，及协同抗击难治性癌症的重要性，突破传统医学的学术性探讨或病例直述的呆板框架，以更加人性化的方式探索和理解癌症。该书文理和畅地将医学与人文相结合，在认识癌症这一疾病的同时，也关注患者的生理、心理和社会各方面的需求。

本书采用的叙事医学方法可以说让人眼前一亮，这不仅是医学界越来越倡导的著述方式，同时也在病案阐发中具有别具一格的积极作用。通过详细而感人的个案描述，不仅揭示了癌症对患者和家庭的影响，还循循善诱地引导读者去理解和同情癌症患者的心路历程，在一定程度上展现出医生和患者之间更加人性化的沟通和关系。本书为医学界提供了一种全新的思考方式，也将患者的声音纳入医学决策的过程中，从而促进更加综合和有效的治疗方法。

可以预见，这部著作必然会成为一部具有重要启示意义的肿瘤疗愈纪实之作。它的出版，必然会在肿瘤领域中引发广泛的讨论和关注。总的来看，该著作体现出至少三个方面的思考：

首先，对于肿瘤患者心理和情感的深入理解能够为读者揭示他们内心的真实感受。通过详细描述患者的故事和经历，让读者能够更好地理解患者在面对疾病时的心理变化、挣扎和应对方式。这种针对个体的细致观察和分析，为医务人员和患者家属提供了宝贵的指导，帮助他们更好地与患者进行沟通和支持。

其次，在书中揭示了肿瘤患者身心调治对于治疗过程和治愈结果的影响。比如注重"精－气－神"三者的协调，"身－心－灵"的逐步提升，注重中医为主的治疗方式，注重"形神合一"的调治节奏等，均是疗愈患者与众不同的特色与优势。通过叙事纪实，不仅用立体生动的实例为其他癌症患者提供身心疗愈的参考，还能在一定程度上为患者家庭乃至社会输出了积极抗癌的正能量。同时，我们也要意识到叙事这一方式本身在患者身心康复中也起到了非常重要，甚至是决定性的作用。这种独特的视角不仅为中、西医疗团队提供了新的思考方向，使医学界更加关注和理解患者的生命故事，同时也在一定程度上对于未来疗愈癌症有关的诊疗方案具有重要的实践启示价值。

最后，本书还通过活泼泼的案例，呈现出肿瘤患者与家庭相互影响的重要性。家庭的支持与关爱对患者的疗愈意义重大，同时，患者求生的欲望与积极的心态同样对于家庭生活乃至其他家庭成员的身心健康一样意义重大，二者密不可分、相互作用，影响着彼此的经验和感受。通过叙事方式更为翔实地呈现了家庭对于肿瘤患者治疗康复的积极影响，这对无数挣扎在癌症旋涡的家庭来说，无疑有着重要的警示与激发效果。

总之，何裕民教授的新作《癌症疗愈录——肿瘤门诊叙事纪实》为我们提供了一个全新的视角，通过叙事的方式，深入探讨了肿瘤患者和他们家人在抗癌历程中所经受的恐惧、犹疑、彷徨，乃至坚韧、积极、相信直到疗愈。通过叙事医学的文学方式，本书对癌症患者的理解和分析呈现出丰富的多面性，这样的多面性能为医务人员、患者家属以及医疗团队提供宝贵的纪实性指导，帮助患者自救、引导家人相信、启发医者救治，为癌症患者的疗愈提供独树一帜、标新立异的思路与方法。本书无疑将成为中医抗癌，甚至整个医学抗肿瘤领域的重要文献，推动肿瘤医学医疗技术和人文关怀的共同发展。

同时也衷心期望，本书所开创的医－患－家属等多元互动的叙事形式，能日趋成为我们医疗的主流，而不只是一朵艳丽的鲜花！

2023 年 6 月 27 日

图书在版编目（CIP）数据

癌症疗愈录：肿瘤门诊叙事纪实 / 李厚光主编 . —长沙：
湖南科学技术出版社，2023.8
ISBN 978-7-5710-2361-4

Ⅰ . ①癌… Ⅱ . ①李… Ⅲ . ①肿瘤—诊疗 Ⅳ . ① R73

中国国家版本馆 CIP 数据核字（2023）第 137587 号

AIZHENG LIAOYU LU
ZHONGLIU MENZHEN XUSHI JISHI

癌症疗愈录
肿瘤门诊叙事纪实

主　　审：何裕民
主　　编：李厚光
出 版 人：潘晓山
策划编辑：梅志洁
责任编辑：白汀竹
书籍设计：彭怡轩
出版发行：湖南科学技术出版社
社　　址：长沙市芙蓉中路一段 416 号泊富国际金融中心
网　　址：http://www.hnstp.com
邮购联系：0731-84375808
印　　刷：长沙超峰印刷有限公司
　　　　　（印刷质量问题请直接与本厂联系）
厂　　址：宁乡市金洲新区泉洲北路 100 号
邮　　编：410600
版　　次：2023 年 8 月第 1 版
印　　次：2023 年 8 月第 1 次印刷
开　　本：710mm×1000mm　1/16
印　　张：16.25
字　　数：200 千字
书　　号：ISBN 978-7-5710-2361-4
定　　价：49.00 元